中醫典藏真本叢刊

靈樞經

（影印校勘本）

張永泰　校訂

中國中醫藥出版社

圖書在版編目（CIP）數據

靈樞經 / 張永泰校訂 . —北京：中國中醫藥出版社，2019.4
（中醫典藏真本叢刊）
ISBN 978 – 7 – 5132 – 5070 – 2

Ⅰ . ①靈…　Ⅱ . ②張…　Ⅲ . ③《靈樞經》　Ⅳ . ① R221.2

中國版本圖書館 CIP 資料核字（2018）第 137419 號

中國中醫藥出版社出版
北京經濟技術開發區科創十三街 31 號院二區 8 號樓
郵政編碼　100176
傳真　010-64405750
保定市中畫美凱印刷有限公司印刷
各地新華書店經銷

開本 710 × 1000　1/16　印張 34.25　字數 544 千字
2019 年 4 月第 1 版　2019 年 4 月第 1 次印刷
書号　ISBN 978 – 7 – 5132 – 5070 – 2

定價　198.00 元
網址　www.cptcm.com

社 長 熱 綫　010–64405720
購 書 熱 綫　010–89535836
維 權 打 假　010–64405753

微信服務號　zgzyycbs
微商城網址　https://kdt.im/LIdUGr
官 方 微 博　http://e.weibo.com/cptcm
天貓旗艦店網址　https://zgzyycbs.tmall.com

如有印裝品質問題請與本社出版部聯繫（010-64405510）

内容提要

《靈樞經》與《黄帝内經素問》爲《黄帝内經》姊妹篇，是中國現存最早的中醫典籍，是中醫學理論體系之淵藪，是中國古代醫學成就的集中體現，是中華民族文化寶庫之瑰寶。其文簡義博，奠定了中醫學理論基礎；其内容博大精深，堪稱醫經之聖典。在中醫學發展的歷史長河裏，始終指導着中醫學的發展，直到今天仍具有重要的研究價值和不可動摇的科學地位。

關於《黄帝内經》的作者和成書年代，「觀其旨意，殆非一時之言；其所撰述，亦非一人之手」，一般認爲并非一人一時之作，而是由先秦多種醫學著作彙編而成，大約經歷戰國至秦漢時期。

《靈樞經》共十二卷，全面闡述了五藏六府、精神氣血津液、人體氣質類型等人體生理、病理、診斷、治療等内容，特别是對經絡腧穴理論和針刺方法的記載和闡述更爲翔實和豐富，爲後世針灸學的發展奠定了堅實的基礎。

《黄帝内經》向被歷代醫家視爲圭臬，是學習中醫必讀之經典，也是學習和研究中國古代文化和科學技術重要參考書。爲滿足廣大讀者的需要，本次影印是選用明趙府居敬堂本爲底本影印出版。爲便於廣大讀者研習，我們廣泛汲取了當代《黄帝内經》校勘成果，參考了《靈樞經校釋》等著作，對書中脱漏、倒置、衍文、訛誤等進行校勘，以便學習時參考，冀以使本書成爲「繼絶存真，傳本揚學，勘正衍誤，典藏範本」。本書具有珍稀的中醫文獻版本學價值，是學習研究《黄帝内經》最佳範本。

出版者的话

中醫典籍是中華民族文化寶庫中之瑰寶，其源遠流長，傳千載而不衰，統百世而未墜，在中醫學術發展的歷史長河里，發揮了不可替代的關鍵作用。

爲保護中醫文化遺產，傳承中醫學術，弘揚中華民族醫藥文化，促進中醫藥事業繁榮與發展，我們特推出《中醫典藏真本叢刊》以饗讀者。

本書收選的原則：一是版本最精、品相最佳的珍本、善本；二是具有代表性和重要性的中醫經典之作；三是具有學術研究和文獻收藏價值的珍貴典籍。在所選版本中其中不乏珍稀的宋版和元版典籍。我們以「繼絶存真，傳本揚學」爲宗旨，使這些經典的珍稀之作，從圖書館深藏的版本室里擺上學者的書案，便於研讀，爲學界所用，爲大眾所共享，既可免去使用善本時奔波查閱之苦，也可免去使用現代校點本時發生的以訛傳訛之害。正如清嘉慶時著名版本學家、校勘學家顧千里感歎所言：「宋元本距今遠者八百餘年，近者不足五百年，而天壤間乃已萬不一存。」故而呼籲：「舉斷不可少之書而墨之，勿失其真，是縮今日爲宋元也，是緩千百年爲今日也，」

由於中醫典籍在流傳中，難免有缺殘、蠹蝕、漫漶之處，或脱漏、倒置、衍文、訛誤等，爲便於閱讀，我們在廣泛汲取當代中醫文獻學、校勘學等方面研究成果的基礎上進行了校勘，以便研讀時參考。本書既有珍稀的版本學價值，又是難得的經典範本，是學習和研究中醫經典必備的最佳讀本。

中國中醫藥出版社

二〇一八年六月

黃帝素問靈樞經敘

昔黃帝作内經十八卷。靈樞九卷。素問九卷。迺其數焉。世所奉行唯素問耳。越人得其一二而述難經。皇甫謐次而爲甲乙。諸家之説悉自此始。其間或有得失。未可爲後世灋。則謂如南陽活人書稱欬逆者噦也。謹按靈樞經曰。新穀氣入于胃。與故寒氣相爭。故曰噦。舉而並之。則理可斷矣。又如難經第六十五篇。是越人標指靈樞本輸之大略。世或以爲流注。謹按靈樞經曰。所言節者。神氣之所遊行出入也。非皮肉筋骨也。又曰。神氣者正氣也。神氣之所遊行出入者流注也。井滎輸經合者本輸也。舉而並之。則知相去不啻天壤之異。但恨靈樞不傳久矣。世莫能究。夫爲醫者在讀醫書耳。讀而不能爲醫者有矣。未有不讀而能爲醫者也。不讀醫書。又非世業。殺人尤壽於梃刃。是故古人有言曰。爲人子而不讀醫書。由爲不孝也。僕本庸昧。自髫迄壯。潛心斯道。頗涉其理。輒不自揣。參對諸書。再行校正。家藏舊本靈樞九卷。共八十一篇。增修音釋。附于卷末。勒爲二十四卷。庶使好生之人。開卷易明。了無差別。除已具狀經所屬申明外。使府指揮依條申轉運司選官詳定。具書送秘書省國子監。今崧專訪請名醫。

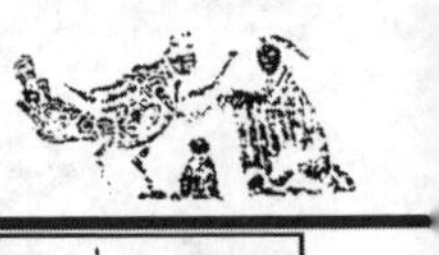

更乞叅詳。免誤將來。利益無窮。功實有自。時

宋紹興乙亥仲夏望日。錦官史崧題

黄帝素問靈樞經目錄

卷之一 〔一〕

九鍼十二原第一 法天 〔一〕

本輸第二 法地 〔一三〕

小鍼解第三 法人 〔二七〕

邪氣藏府病形第四 法時 〔三四〕

卷之二 〔五三〕

根結第五 法音 〔五三〕

壽夭剛柔第六 法律 〔六二〕
官鍼第七 法星 〔七〇〕
本神第八 法風 〔七八〕
終始第九 法野 〔八三〕

卷之三 〔一〇一〕
經脉第十 〔一〇一〕
經別第十一 〔一三三〕
經水第十二 〔一三八〕

卷之四 〔一四七〕

經筋第十三 〔一四七〕
骨度第十四 〔一六〇〕
五十營第十五 〔一六五〕
營氣第十六 〔一六七〕
脉度第十七 〔一六九〕
營衛生會第十八 〔一七四〕
四時氣第十九 〔一八〇〕

卷之五〔一八七〕
五邪第二十〔一八七〕
寒熱病第二十一〔一八九〕
癲狂病第二十二〔一九四〕
熱病第二十三〔二〇〇〕
厥病第二十四〔二〇八〕
病本第二十五〔二一三〕
雜病第二十六〔二一五〕

周痺第二十七〔二一九〕
口問第二十八〔二二三〕
卷之六〔二三三〕
師傳第二十九〔二三三〕
決氣第三十〔二三八〕
腸胃第三十一〔二四一〕
平人絕穀第三十二〔二四三〕
海論第三十三〔二四五〕

五亂第三十四〔二四九〕
脹論第三十五〔二五二〕
五癃津液別第三十六〔二五七〕
五閱五使第三十七〔二六〇〕
逆順肥瘦第三十八〔二六四〕
血絡論第三十九〔二六九〕
陰陽清濁第四十〔二七二〕
卷之七〔二七七〕

陰陽繫日月第四十一〔二七七〕
病傳第四十二〔二八一〕
淫邪發夢第四十三〔二八五〕
順氣一日分爲四時第四十四〔二八八〕
外揣第四十五〔二九三〕
五變第四十六〔二九五〕
本藏第四十七〔三〇二〕
卷之八〔三一七〕

禁服第四十八〔三一七〕
五色第四十九〔三二三〕
論勇第五十〔三三二〕
背腧第五十一〔三三七〕
衛氣第五十二〔三三八〕
論痛第五十三〔三四三〕
天年第五十四〔三四五〕
逆順第五十五〔三四八〕

五味第五十六〔三五〇〕
卷之九〔三五七〕
水脹第五十七〔三五七〕
賊風第五十八〔三五九〕
衛氣失常第五十九〔三六二〕
玉版第六十〔三六七〕
五禁第六十一〔三七五〕
動輸第六十二〔三七七〕

五味論第六十三〔三八一〕
陰陽二十五人第六十四〔三八四〕
卷之十〔四〇一〕
五音五味第六十五〔四〇一〕
百病始生第六十六〔四〇八〕
行鍼第六十七〔四一六〕
上膈第六十八〔四一九〕
憂恚無言第六十九〔四二一〕

寒熱第七十（四二三）

邪客第七十一（四二五）

通天第七十二（四三六）

卷之十一（四四五）

官能第七十三（四四五）

論疾診尺第七十四（四五二）

刺節眞邪第七十五（四五八）

衛氣行第七十六（四七四）

九宫八風第七十七〔四八二〕

卷之十二〔四八九〕

九鍼論第七十八〔四八九〕

歲露論第七十九〔五〇一〕

大惑論第八十〔五一〇〕

癰疽第八十一〔五一六〕

元二十四卷今併爲十二卷計八十一篇

黄帝素問靈樞經目録終

黄帝素問靈樞經卷之一

○九鍼十二原第一 法天

黄帝問於岐伯曰：余子萬民，養百姓，而收其租税。余哀其不給[1]，而屬有疾病。余欲勿使被毒藥，無用砭石，欲以微鍼通其經脈，調其血氣，營其逆順出入之會。令可傳於後世，必明爲之法，令終而不滅，久而不絶，易用難忘，爲之經紀。異其章，別其表裏，爲之終始。令各有

【校勘】

❶給：《太素》卷二十一《九針要道》作「終」。

形。先立鍼經。願聞其情。岐伯荅曰。臣請推而次之。令有綱紀。始於一。終於九焉。請言其道。①小鍼之要。易陳而難入。麤守形。上②守神。神乎神。客在門。未覩其疾。惡知其原。刺之微在速遲。麤守關。上②守機。機之③動。不離其空④。空中之機。清靜而微。其來不可逢。其往不可追。知機之道者。不可掛以髮。不知機道⑤。叩之不發。知其往來。要與之期。麤之闇乎。妙哉工獨有之

【校勘】

①小：《甲乙經》卷五《針道》作「夫」。爲是。

②上：《太素》卷二十一《九針要道》作「工」。可從。

③之：《甲乙經》卷五《針道》作「之」下有「不」字。

④空：本書《小針解》「空」字下有「中」字。

⑤道：《甲乙經》卷五《針道》作「者」。

往者爲逆。來者爲順。明知逆順。正行無問。❶逆而奪之。惡得無虛。追而濟之。❷惡得無實。迎之隨之。以意和之。鍼道畢矣。凡用鍼者。虛則實之。滿則泄之。宛陳則除之。邪勝則虛之。大要曰。徐而疾則實。疾而徐則虛。言實與虛。若有若無。察後與先。若存若亡。爲虛與實。若得若失。虛實之要。九鍼最妙。補寫之時。以鍼爲之。寫❸曰。必持內之。放而出之。排❹陽❺得鍼。邪氣得

【校勘】

❶逆：《太素》卷二十一《九針要道》、《甲乙經》卷五《針道》、本書《小針解》并作「迎」，胡本亦作「迎」。爲是。

❷惡：《素問·調經論》王冰注引作「安」。

❸寫曰：《素問·離合真邪論》王冰注引《針經》、《甲乙經》卷五《針道》「寫曰」下有「迎之迎之意」，與後文例「補曰隨之隨之意」合，參王冰注。可從。

❹陽：《甲乙經》卷五《針道》作「揚」。

❺得：《甲乙經》卷五《針道》作「出」。

泄。按而引鍼。是謂內溫。血不得散。氣不得出也。補曰隨之。隨之意若妄之。若行若按❶。如蟁蝱止。如留如還。去如絃絕。令左屬右。其氣故止。外門已閉。中氣乃實。必無留血。急取誅之。持鍼之道。堅者為寶。正指直刺。無鍼左右。神在秋毫。屬意病者。審視血脈者。刺之無殆。方刺之時。必❷在懸陽。及與兩衛❸。神屬勿去。知病存亡。血❹脈者。在腧橫居。視之獨澄❺。切之獨堅。

【校勘】

❶按：《太素》卷二十一《九針要道》、《素問·離合真邪論》王冰注引作「悔」。

❷必：《甲乙經》卷五《針道》作「心」。

❸衛：《太素》卷二十一《九針要道》、《甲乙經》卷五《針道》作「衡」。形近而誤，當據改。

❹血：《甲乙經》卷五《針道》「血」字前有「取」字。

❺澄：《太素》卷二十一《九針要道》、《甲乙經》卷五《針道》作「滿」。義勝。

九鍼之名。各不同形。一曰鑱鍼。長一寸六分。二曰員鍼。長一寸六分。三曰鍉鍼。長三寸半。四曰鋒鍼。長一寸六分。五曰鈹鍼。長四寸。廣二分半。六曰員利鍼。長一寸六分。七曰毫鍼。長三寸六分。八曰長鍼。長七寸。九曰大鍼。長四寸。鑱鍼者。頭大末銳。去❶寫陽氣。員鍼者。鍼如卵形。揩摩❷分間。不得傷肌肉。以寫分氣。鍉鍼者。鋒如黍粟之銳。主按脈勿陷。以致其氣。

【校勘】

❶去：《太素》卷二十一《九針所象》作「主」。義勝。

❷分：「分」字後疑脱「肉」字。

鋒鍼者。刃三隅以發痼疾。鈹鍼者。末如劍鋒。以取大膿。員利鍼者。大❶如氂且員且鋭。中身微大以取暴氣❷。毫鍼者。尖如蚊䖟喙。靜以徐往。微以久留之。而養以取痛痹。長鍼者。鋒利身薄。可以取遠痹。大鍼者。尖如梃其鋒微員。以寫機關之水也。九鍼畢矣。夫氣之在脉也。邪氣在上。濁氣在中。清氣在下。故鍼陷脉則邪氣出。鍼中脉則濁氣出。鍼大深則邪氣❸反

【校勘】

❶大：本書《九針論》、《甲乙經》卷五《九針九變十二節五刺五邪》作「尖」。爲是，當據改。

❷氣：《太素》卷二十二《九針所主》楊注作「痹」。

❸氣：《甲乙經》卷五《針道》無。

沉病益。故曰皮肉筋脉。各有所處。病各有所宜。各不同形。各以任其所宜。無實無虛。損不足而益有餘。是謂甚病。病益甚。取五脉者死。取三脉者恇。奪陰者死②。奪陽者狂。鍼害畢矣。刺之而氣不至。無問其數。刺之而氣至。乃去之。勿復鍼。鍼各有所宜。各不同形。各任其所。爲刺之要。氣至而有效。效之信。若風之吹雲。明乎若見蒼天。刺之道畢矣。黄帝曰。願聞五

【校勘】

① 無實無虛：《甲乙經》卷五《針道》、《太素》卷二十一《九針要道》作「無實實無虛虛」，《素問·針解》王冰注同。爲是，當據改。

② 死：《甲乙經》卷五《針道》作「厥」。

藏六府所出之處。岐伯曰。五藏五腧。五五二十五腧。六府六腧。六六三十六腧。經脈十二。絡脈十五。凡二十七氣。以上下。所出為井。所溜為滎。所注為腧。所行為經。所以為合。二十七氣所行。皆在五腧也。節之交。三百六十五會。知其要者。一言而終。不知其要。流散無窮。所言節者。神氣之所遊行出入也。非皮肉筋骨也。覩其色。察其目。知其散復。一其形。聽其動靜知其邪正右主推之左持而御之氣至而去之凡將用鍼必先診脉視氣之劇易乃可以治也五藏之氣已絶於内而用鍼者反實其外是謂重竭重竭必死其死也靜治之者輒反其氣取腋與膺五藏之氣已絶於外而用鍼者反實其内是謂逆厥逆厥則必死其死也躁治之者反取四末刺之害[1]中而不去則精泄害中而去則致氣精泄則病益甚

【校勘】

[1] 害：《太素》卷二十一《九針要道》、《太素》卷二十六《寒熱雜説》作「不」。

而恒致氣則生爲癰瘍。五藏有六府。六府有十二原。十二原出於四關。四關主治五藏。五藏有疾。當①取之十二原。十二原者。五藏之所以稟三百六十五節氣味也。五藏有疾也。應出十二原。二②原各有所出。明知其原。覩其應。而知五藏之害矣。陽中之少陰③。肺也。其原出於大淵。大淵二。陽中之太陽。心也。其原出於大陵。大陵二。陰中之少陽。肝也。其原出於太

【校勘】

❶當：《太素》卷二十一《諸原所生》作「常」。

❷二：《太素》卷二十一《諸原所生》、《甲乙經》卷一《十二原》作「而」。爲是，當據改。

❸少陰：《素問·六節藏象論》作「太陰」。

衝。太衝二。陰中之至陰。脾也。其原出於太白。太白二。陰中之太陰❶腎也。其原出於太谿。太谿二。膏❷之原。出於❸鳩尾。鳩尾一。肓之原。出於脖胦。脖胦一。凡此十二原者。主治五藏六府之有疾者也。脹取三陽。飧泄取三陰。今夫五藏之有疾也。譬猶刺也。猶污也。猶結也。猶閉也。刺雖久猶可拔也。污雖久猶可雪也。結雖久。猶可解也。閉雖久猶可決也。或言久疾之

【校勘】

❶太陰：《素問·六節藏象論》作「少陰」。

❷膏：《太素》卷二十一《諸原所生》作「鬲」。

❸出於：《素問·腹中論》作「名曰」。

不可取者。非其說也。夫善用鍼者。取其疾也猶拔刺也。猶雪汚也。猶解結也。猶決閉也。疾雖久。猶可畢也。言不可治者。未得其術也。刺諸熱者。如以手探湯。刺寒清者。如人不欲行。陰有陽疾者。取之下。下陵①三里。正往無殆。氣下乃止。不下復始也。疾高而內者。取之陰之陵泉。疾高而外者。取之陽之②陵泉也。

宛陳上音鬱又音蘊又於阮切　氂莫高切又音毫　在腧春遇切　鑱

【校勘】

❶下陵：疑衍。

❷之：《甲乙經》卷五《針道》無。

鉏衛切 鍉音低 鈹音皮 噞喙下許穢切 取三脉者恇曲王切謹按恇謂不足也 脖胦上蒲没切下烏朗切又於桑切 溜謹按難經當作流 滎音營絶小水也

○本輸第二　法地

黄帝問於岐伯曰。凡刺之道。必通十二經絡❶之所終始。絡脉之所別處❷。五輸之所留❸。六府❹之所與合。四時之所出入。五藏❺之所溜處❻。闊數之度。淺深之狀。高下所至。願聞其解。岐伯

【校勘】

❶絡：《太素》卷十一《本輸》作「脉」。

❷處：《太素》卷十一《本輸》作「起」。

❸留：《太素》卷十一《本輸》「留」字有「止」字。

❹六府：《太素》卷十一《本輸》「六府」前有「五藏」二字。

❺五藏：《太素》卷十一《本輸》作「藏府」。

❻溜處：《太素》卷十一《本輸》作「流行」。

曰。請言其次也。肺出於少商。少商者。手大指端内側也。爲井木❶。溜于魚際。魚際者。手魚也。爲滎。注于大淵。大淵。魚後一寸❷陷者中也。爲腧。行于經渠。經渠。寸口中也。動而不居。爲經。入于尺澤。尺澤。肘中之動脉也。爲合。手太陰經也。心出於中衝。中衝。手中指之端也。爲井木。溜於勞宫。勞宫。掌中中指本節之内❸間也。爲滎。注于大陵。大陵。掌後兩骨之間方下者❹

【校勘】

❶木：《太素》卷十一《本輸》無。

❷一寸：《太素》卷十一《本輸》作「下」。

❸内：疑衍。

❹方下者：《甲乙經》卷三《手厥陰心主及臂凡一十六穴》作「陷者中」。義勝。

也爲腧行於間使間使之道兩筋之間三寸之中也有過則至無過則止爲經入于曲澤曲澤肘內廉下陷者之中也屈而得之爲合手少陰❶也出于大敦大敦者足大指之端及三毛之中也爲井木溜于行間行間❷足大指間也爲滎注于大衝大衝行間上二寸陷者之中也爲腧行于中封中封內踝之前一寸半陷者之中使逆則宛使和則通搖❸足而

【校勘】

❶手太陰：《太素》卷十一《本輸》作「手太陰經」。爲是。

❷足：《太素》卷十一《本輸》無。

❸搖：《甲乙經》卷三《足厥陰及股凡二十二穴》、《千金要方》卷二十九《明堂三人圖》作「申」。

得之。爲經。入于曲泉。曲泉輔骨之下。大筋之上也。屈膝而得之。爲合。足厥陰❶也。脾出于隱白。隱白者。足大指之端內側也。爲井木。溜于大都。大都。本節之後。下陷者之中也。爲滎。注于太白。太白。腕骨❷之下也。爲腧。行于商丘。商丘。内踝之下。陷者之中也。爲經。入于陰之陵泉。陰之陵泉。輔骨之下。陷者之中也。伸而得❸之。爲合。足太❹陰也。腎出于涌泉。涌泉者。足心

【校勘】

❶足厥陰：《太素》卷十一《本輸》作「足厥陰經」。爲是。

❷腕骨：《甲乙經》卷三《足太陰及股凡二十二穴》、《千金要方》卷二十九《明堂三人圖》作「核骨」。爲是，當據改。

❸伸而得：《太素》卷十一《本輸》、《甲乙經》卷三《足太陰及股凡二十二穴》、《千金要方》卷二十九《明堂三人圖》「伸」字前有「屈」字，「而」作「足」。

❹足太陰：《太素》卷十一《本輸》作「足太陰經」。爲是。

也。爲井木。溜于然谷。然谷。然骨之下者也。爲滎。注于大谿。大谿。内踝之後。跟骨之上。陷中者也。爲腧。行于復留。復留。上内踝[1]二寸。動而不休。爲經。入于陰谷。陰谷。輔骨之後。大筋之下。小筋之上也。按之應手。屈膝而得之。爲合。足少陰經也。膀胱出於至陰。至陰者。足小指之端也。爲井金。溜于通谷。通谷。本節之前外側也[2]。爲滎。注于束骨。束骨。本節之後。陷者中[3]

【校勘】

❶ 上内踝：《甲乙經》卷三《足少陰及股并陰蹻陰維凡二十穴》、《千金要方》卷二十九《明堂三人圖》、《外臺》卷三十九作「足内踝」；「内」，《太素》卷十一《本輸》無。

❷ 外側也：《太素》卷十一《本輸》無此三字。

❸ 陷者中：《太素》卷十一《本輸》無此三字。

也。爲腧。過于京骨。京骨，足外側大骨之下❶。爲原。行于崑崙。崑崙在外踝之後，跟骨之上。爲經。入于委中。委中，膕中央❷。爲合。委而取之。足太陽❸也。膽出于竅陰。竅陰者，足小指次指之端也。爲井金。溜于俠谿。俠谿，足❹小指次指之間也。爲滎。注于臨泣。臨泣，上行一寸半陷者中也。爲腧。過于丘墟。丘墟，外踝之前下陷者中也。爲原。行于陽輔。陽輔，外踝之上，輔骨之

【校勘】

❶足外側大骨之下：「足外側大骨」，《太素》卷十一《本輸》作「外踝」；《甲乙經》卷三《足太陽及股并陽蹻六穴凡三十四穴》「大骨」，無「之」字，有「赤白內際陷者中」七字。

❷央：《太素》卷十一《本輸》作「也」；《甲乙經》卷三《足太陽及股并陽蹻六穴凡三十四穴》、《千金要方》卷二十九《明堂三人圖》「央」字下有「約文中動脈」五字。

❸足太陽：《太素》卷十一《本輸》作「足太陽經」。

❹足：《太素》卷十一《本輸》無。

前及絶骨之端也，爲經；入于陽之陵泉。陽之

前及絶骨之端也爲經入于陽之陵泉陽之
陵泉在膝❶外陷者中也爲合伸而得之足少
陽❷也胃出于厲兑厲兑者足大指內❸次指之
端也爲井金溜于內庭內庭次指外間❹也爲
滎注于陷谷陷谷者上❺中指內間上行二寸
陷者中也爲腧過于衝陽衝陽足跗上五寸
陷者中也爲原搖足而得之行于解谿解谿
上衝陽❻一寸半陷者中也爲經入于下陵下

【校勘】

❶在膝：《太素》卷十一《本輸》作「外膝」。

❷足少陽：《太素》卷十一《本輸》作「足少陽經」。

❸內：《甲乙經》卷三《足陽明及股凡三十六穴》無。

❹次指外間：《甲乙經》卷三《足陽明及股凡三十穴》、《千金要方》卷二十九《明堂三人圖》「次」字前有「足大指」三字，「外間」下有「陷者中」三字。

❺上：《太素》卷十一《本輸》無。

❻上衝陽：《甲乙經》卷三《足陽明及股凡三十穴》、《千金要方》卷二十九《明堂三人圖》、《外臺》卷三十九作「在衝陽後」。

陵。膝下三寸。胻骨外三里也。爲合。復下三里三寸❶。爲巨虛上廉。復下上廉三寸❷。爲巨虛下廉也。大腸屬上。小腸屬下。足陽明胃脉也。大腸小腸皆屬于胃。是❸足陽明❹也。三焦者。上合手少陽。出于關衝。關衝者。手小指次指❺之端也。爲井金。溜于液門。液門。小指次指之間也。爲滎。注于中渚。中渚。本節之後陷者中也。爲腧。過于陽池。陽池在腕上陷者之中也。爲原。

【校勘】

❶復下三裏三寸：《甲乙經》卷三《足陽明及股凡三十穴》、《千金要方》卷二十九《明堂三人圖》作「在三里下三寸」。「三里」，《太素》卷十一《本輸》無此二字。

❷復下上廉三寸：《甲乙經》卷三《足陽明及股凡三十穴》、《千金要方》卷二十九《明堂三人圖》作「在上廉下三寸」。「上廉」，《太素》卷十一《本輸》無此二字。

❸胃是：《太素》卷十一《本輸》作「此」。

❹足陽明：《太素》卷十一《本輸》作「足陽明經」。

❺次指：《太素》卷十一《本輸》無此二字。

行于支溝。支溝上腕❶三寸。兩骨之間陷者中也。爲經。入于天井。天井在肘外大骨之上陷❷者中也。爲合。屈肘乃得之。三焦下腧。在于足大指❸之前。少陽之後。出于膕中外廉。名曰委陽。是太陽絡也。手少陽經也。❹三焦者。足少陽太陰❺（一本作陽）之所將。太陽之別也。上踝五寸。別入貫腨腸。出于委陽。並太陽之正。入絡膀胱。約下❻焦。實則閉癃。虛則遺溺。遺溺則補之。閉

【校勘】

❶上腕：《太素》卷十一《本輸》作「腕上」。

❷上：《甲乙經》卷三《手少陽及臂凡二十四穴》作「後」。義勝。

❸大指：《太素》卷十一《本輸》、《甲乙經》卷三《足太陽及股并陽蹻六穴凡三十四穴》、《千金要方》卷二十九《明堂三人圖》、《外臺》卷三十九并作「太陽」。

❹三：《太素》卷十一《本輸》「三」字前有「足」字。

❺足少陽太陰：《太素》卷十一《本輸》無「足少陽」三字。「太陰」，作「太陽」。

❻約下焦：《太素》卷十一《本輸》無「約」字，「下焦」屬上讀。

癃則寫之。手太陽❶小腸者。上合❷於太陽。出于少澤。少澤。小指之端也。爲井金。溜于前谷。前谷。在手外廉本節❸前陷者中也。爲滎。注于後谿。後谿者。在手外❹側本節之後也。爲腧。過于腕骨。腕骨。在手外側腕骨之❺前。爲原。行于陽谷。陽谷。在鋭骨之下陷者中也。爲經。入于小海。小海。在肘内大骨之外❻。去端半寸陷者中也。伸臂而得之。爲合。手太陽經也。太陽上合

【校勘】

❶手太陽：《太素》卷十一《本輸》無此三字，與文例合。爲是，當據改。

❷於：《太素》卷十一《本輸》「於」字下有「手」字。

❸在手外廉本節前：《太素》卷十一《本輸》無「在」字，「外廉」作「小指」。

❹在手外側：《太素》卷十一《本輸》無此四字。

❺腕骨之前：《甲乙經》卷三《手太陽及臂凡一十六穴》作「腕前起骨下」。

❻去：《太素》卷十一《本輸》、《甲乙經》卷三《手太陽及臂凡一十六穴》作「去肘」。

手陽明出于商陽商陽大指次指之端也爲井金溜于本節之前二間二間爲滎❶注于本節之後三間三間爲腧❷過于合谷合谷在大指歧骨❸之間爲原行于陽谿陽谿❹在兩筋間陷者中也爲經入于曲池在肘外輔骨陷者中屈臂而得之爲合手陽明也是謂五藏六府之腧五五二十五腧六六三十六腧也六府皆出足之三陽上合于手者也缺盆之中任脉也名

【校勘】

❶溜於本節……爲滎：《太素》卷十一《本輸》作「溜於二間，二間在本節之前，爲滎」。

❷注於本節……爲腧：《太素》卷十一《本輸》作「注於三間，三間在本節之後，爲腧」。

❸大指歧骨：《甲乙經》卷三《手陽明及臂凡二十八穴》、《千金要方》卷二十九《明堂三人圖》「大指」下有「次指」二字。《太素》卷十一《本輸》無「歧骨」二字。

❹在：《甲乙經》卷三《手陽明及臂凡二十八穴》、《千金要方》卷二十九《明堂三人圖》「在」字下有「腕中上側」四字。

曰天突一次任脉側之動脉足陽明也名曰人迎二次脉手陽明也名曰扶突三次脉手太陽也名曰天窗四次脉足少陽也名曰天容五次脉手少陽也名曰天牖六次脉足太陽也名曰天柱七次脉頸❶中央之脉督脉也名曰風府腋内動脉手太陰也名曰天府腋下三寸手心主也名曰天池刺上關者呿❷不能欠刺下關者欠不能呿刺犢鼻者屈不能

【校勘】

❶頸：《太素》卷十一《本輸》作「項」。

❷呿：疑「欲」之誤。

伸。刺兩[1]關者。伸不能屈。足陽明挾喉之動脈也。其腧在膺中。手陽明次在其腧外。不至曲頰一寸。手太陽當曲頰。足少陽在耳下曲頰之後。手少陽出耳後上。加完骨之上。足太陽挾項大筋之中髮際。陰尺動脈在五里。五腧之禁也。肺合大腸。大腸者。傳道之府。心合小腸。小腸者。受盛之府。肝合膽。膽者。中精之府。脾合胃。胃者。五穀之府。腎合膀胱。膀胱者。津

【校勘】

[1] 兩：《太素》卷十一《本輸》、《甲乙經》卷五《針道》作「内」。

液之府也。少陽❶屬腎❷。腎上連肺。故將兩藏。三焦者。中瀆❸之府也。水道出焉。屬膀胱。是孤❹之府也。是六府之所與❺合者。春取❻絡脉諸滎大經。分肉之間。甚者深取❻之。間者淺取❻之。夏取❻諸腧孫絡肌肉皮膚之上。秋取❻諸合。餘如春法。冬取❻諸井諸腧之分。欲深而留之。此四時之序。氣之所處。病之所舍。藏之所宜。轉筋者。立而取❻之。可令遂已。痿厥者。張而刺之❼。可令

【校勘】

❶少陽：《太素》卷十一《本輸》、《甲乙經》卷一《五藏六府陰陽表裏》作「少陰」。爲是，當據改。

❷腎：《甲乙經》卷一《五藏六府陰陽表裏》無。

❸瀆：《千金要方》卷二十《三焦脉論》作「清」。

❹孤：《中藏經》卷中《論三焦虚實寒熱生死逆順脉證之法》「孤」下有「獨」字。

❺與：《甲乙經》卷一《五藏六府陰陽表裏》無。

❻取：本書《四時氣》作「刺」。

❼刺之：《甲乙經》卷十《八虚受病發拘攣》作「引之」。

立快也。

闊數下色角切足跗下音夫呿祛遮切腨時兗切

○小鍼解第三 法人

所謂易陳者。易言也。難入者。難著于人也。麤守形者。守刺法也。上[1]守神者。守人之血氣有餘不足。可補寫也。神客者。正邪共會也。神者。正氣也。客者。邪氣也。在門者。邪循正氣之所出入也。未覩其疾者。先知邪正何經之疾也。

【校勘】

[1] 上：《太素》卷二十一《九針要解》作「工」。

惡知其原者。先知何經之病。所取之處也。刺之微在❶數遲者。徐疾之意也。麤守關者。守四肢而不知血氣正邪之往來也。❷上守機者。知守氣也。機之動不離其空中者。知氣之虛實。用鍼之徐疾也。空中之機。清淨❸以微者。鍼以得氣。密意守氣勿失也。其來不可逢者。氣盛不可補也。其往不可追者。氣虛不可寫也。不可掛以髮者。言氣易失也。扣之不發❹言者。不

【校勘】

❶數：本書《九針十二原》作「速」。

❷上：《太素》卷二十一《九針要解》作「工」。

❸以：本書《九針十二原》作「而」。

❹言者：據文例，當乙正，分屬上下讀。

知補寫之意也。血氣已盡而氣不下也。知其往來者。知氣之逆順盛虛也。要與之期者。知氣之可取之時也。麤之闇者。冥冥不知氣之微密也。妙哉工❶獨有之者。盡知鍼意也。往者爲逆者。言氣之虛而小。小者逆也。來者爲順者。言形氣之平。平者順也。明知逆順正行無閒❷者。言知所取之處也。迎而奪之者。寫也。追而濟之者。補也。所謂虛則實之者。氣口虛而

【校勘】

❶工：胡本作「上」。

❷閒：本書《九針十二原》作「問」。義勝。

當補之也。滿則泄之者。氣口盛而當寫之也。宛陳則除之者。去血脉也。邪勝則虛之者。言諸經有盛者。皆寫其邪也。徐而疾則實者。言徐內而疾出也。疾而徐則虛者。言疾內而徐出也。言實與虛若有若無者。言實者有氣。虛者無氣也。察後與先若亡若存者。言氣之虛實。補寫之先後也。察其氣之已下與常❶存也。爲虛與實。若得若失者。言補者佖然若有得

【校勘】

❶常：《太素》卷二十一《九針要解》作「尚」，義勝。

也。寫則悗然若有失也。夫氣之在脉也。邪氣在上者。言邪氣之中人也。高故邪氣在上也。濁氣在中者。言水穀皆入于胃。其精氣上注於肺。濁溜于腸胃。言寒温不適。飲食不節。而病生于腸胃。故命曰濁氣在中也。清氣在下者。言清濕地氣之中人也。必從足始。故曰清氣在下也。鍼陷脉則邪氣出者。取之上。鍼中脉則濁氣出者。取之陽明合也。鍼大深則邪氣反沉者。言淺浮之病。不欲深刺也。深則邪氣從之入。故曰反沉也。皮肉筋脉各有所處者。言經絡各有所主也。取五脉者死。言病在中。氣不足。但用鍼盡大寫其諸陰之脉也。取三陽之脉者。唯[1]言盡寫三陽之氣。令病人恇然不復也。奪陰者死。言取尺之五里五往者也。奪陽者狂。正言也。覩其色。察其目。知其散復。一其形。聽其動靜者。言上工知相五色于

【校勘】

[1] 取三陽之脉者唯：《太素》卷二十一《九針要解》作「取三脉者恇」，與文義合。

目。有知調尺寸小大緩急滑濇以言所病也。知其邪正者。知論虛邪與正邪之風也。右主推之。左持而御之者。言持鍼而出入也。氣至而去之者。言補寫氣調而去之也。調氣在于終始①一者。持心也。節之交三百六十五會者。絡脉之滲灌諸節者也。所謂五藏之氣。已絶于内者。脉口氣内絶不至。反取其外之病處與陽經之合。有留鍼以致陽氣。陽氣至則内

【校勘】

① 調氣在于終始一：本書《九針十二原》無此七字。劉衡如校本，「一」屬下讀。可參。

重竭。重竭則死矣。其死也無氣以動。故靜。所謂五藏之氣已絶于外者。脉口氣外絶不至。反取其四末之輸。有留鍼以致其陰氣。陰氣至則陽氣反入。入則逆。逆則死矣。其死也陰氣有餘。故躁。所以察其目者。五藏使五色循明。循明則聲章。聲章者。則言聲與平生異也。

怭然上皮筆切又音必滿貌　怳然上呼往切狂貌　深内下音納

○邪氣藏府病形第四法時

黃帝問於岐伯曰邪氣之中人也奈何岐伯荅曰邪氣之中人高也❶黃帝曰高下有度乎岐伯曰身半已上者邪中之也身半已下者濕中之也故曰邪之中人也無有常中于陰則溜于府中于陽則溜于經黃帝曰陰之與陽也異名同類上下相會經絡之相貫如環無端邪之中人或中于陰或中于陽上下左右無有恒常其故何也岐伯曰諸陽之會皆

【校勘】

❶高也：《太素》卷二十七《邪中》作「也高」。

在于面，中人也。方乘虛時及新用力，若[1]飲食汗出，腠理開，而中于邪。中[2]于面則下陽明，中[2]于項則下太陽，中于頰則下少陽，其中于膺背兩脇亦中其經。黃帝曰：其中于陰奈何？岐伯答曰：中于陰者，常從臂胻始。夫臂與胻，其陰皮薄，其肉淖澤，故俱受于風，獨傷其陰。黃帝曰：此故傷其藏乎？岐伯答曰：身之中于風也，不必動藏。故邪入于陰經，則其藏氣實，邪

【校勘】

①若：《太素》卷二十七《邪中》「若」字下有「熱」字。

②于：《太素》卷二十七《邪中》無。

氣入而不能客❶。故還之於府。故中❷陽則溜于經。中❸陰則溜于府。黃帝曰。邪之中人藏❹。奈何。岐伯曰。愁憂恐懼則傷心。形寒寒飲❺則傷肺。以其兩寒相感。中外皆傷。故氣逆而上行。有所墮墜。惡血留內。若有所大怒。氣上而不下❻。積于脇下。則傷肝。有所擊仆。若醉入房。汗出當風。則傷脾。有所用力舉重。若入房過度。汗出浴水。則傷腎。黃帝曰。五藏之中風。奈何。岐

【校勘】

❶客：《甲乙經》卷四《病形脈診》作「容」。

❷中陽：《太素》卷二十七《邪中》、《甲乙經》卷四《病形脈診》作「陽中」。

❸中陰：《太素》卷二十七《邪中》、《甲乙經》卷四《病形脈診》作「陰中」。

❹中人藏：《太素》卷二十七《邪中》、《甲乙經》卷四《病形脈診》作「中藏者」。

❺寒飲：《太素》卷二十七《邪中》作「飲寒」。

❻氣上而不下：《難經·四十九難》「氣」下有「逆」字。《甲乙經》卷四《病形脈診》、《千金要方》卷十一《肝藏脈論》「不」下有「能」字。

伯曰。陰陽俱感。邪乃得往❶。黃帝曰。善哉。黃帝問於岐伯曰。首面與身形也。屬骨連筋。同血合於❷氣耳。天寒則裂地凌冰。其卒寒。或手足懈惰。然而其面不衣。何也。岐伯荅曰。十二經脉。三百六十五絡。其血氣皆上于面而走空竅。其精陽❸氣上走❹於目而爲睛。其別氣走於耳而爲聽。其宗氣上出於鼻而爲臭。其濁氣❺出於胃。走脣舌而爲味。其氣之津液。皆上燻

【校勘】

❶往：疑爲「住」，形近而誤。

❷於：《太素》卷二十七《邪中》無。

❸陽：《甲乙經》卷四《病形脉診》「陽」下有「之」字。

❹走：《太素》卷二十七《邪中》無。

❺氣：《甲乙經》卷四《病形脉診》「氣」下有「下」字。

于面。而皮❶又厚。其肉堅。故天氣甚寒❷。不能勝之也。黃帝曰。邪之中人。其病形何如。岐伯曰。虛邪之中身也❸。灑淅❹動形。正邪之中人也。微先見于色。不知❺于身。若有若無❻。若亡若存。有形無形。莫知其情。黃帝曰。善哉。黃帝問於岐伯曰。余聞之。見其色。知其病。命曰明。按其脉。知其病。命曰神。問其病。知其處。命曰工。余願聞見而知之。按而得之。問而極之。爲之奈何。

【校勘】

❶而皮：《太素》卷二十七《邪中》作「面皮」。

❷天氣甚寒：《太素》卷二十七《邪中》無「天」字。胡本「氣」作「熱」，「寒」字屬下讀。《甲乙經》卷四《病形脉診》「天氣」作「大熱」。

❸虛邪之中人也：本書《官能》「虛邪」作「邪氣」，「身」作「人」。

❹灑淅：《太素》卷十五《色脉尺診》作「洫沂」。

❺于：本書《官能》「于」下有「其」字。

❻若有若無：《甲乙經》卷四《病形脉診》無此四字。

岐伯荅曰。夫色脈與尺之❶相應也。如桴鼓影響之相應也。不得相失也。此亦本末根葉之出候也。故根死則葉枯矣。色脈形肉不得相失也。故知一則爲工❷。知二則爲神。知三則神且明矣。黄帝曰。願卒聞之。岐伯荅曰。色青者。其脈絃也。赤❸者。其脈鉤也。黄者。其脈代也。白者。其脈毛。黑者。其脈石❹。見其色而不得其脈。反得其相勝之脈。則死矣。得其❺相生之脈。則

【校勘】

❶ 之：《甲乙經》卷四《病形脉診》「之」下有「皮膚」二字。

❷ 工：《注解傷寒論》卷一成無己注引作「上」。義勝。

❸ 赤：《太素》卷十五《色脉尺診》「赤」上有「色」字，與文例合。

❹ 石：《素問・五藏生成》王冰注引作「堅」。

❺ 其：《甲乙經》卷四《病形脉診》無。

病已矣。黄帝問於岐伯曰。五藏之所生①。變化之病形。何如。岐伯答曰。先②定其五色五脈之應。其病乃可別也。黄帝曰。色脈已定。別之奈何。岐伯曰。調其脈之緩急小大滑濇。而病變③定矣。黄帝曰。調之奈何。岐伯答曰。脈急者。尺之皮膚亦急。脈緩者。尺之皮膚亦緩。脈小者。尺之皮膚亦減而少氣④。脈大者。尺之皮膚亦賁而起⑤。脈滑者。尺之皮膚亦滑。脈濇者。尺之

【校勘】

①生：疑「主」之誤。

②先：《太素》卷十五《色脈尺診》「先」前有「必」字。

③變：《甲乙經》卷四《病形脈診》作「形」。

④氣：據文例疑衍。

⑤亦賁而起：《甲乙經》卷四《病形脈診》作「亦大」。

皮膚亦濇。凡此①變者。有微有甚。故善調尺者。不待於寸②。善調脉者。不待於色。能參合而行之者。可以爲上工。上工十全九。行二者。爲中工。中工十全七③。行一者。爲下工。下工十全六④。

黄帝曰。請問脉之緩急小大滑濇之病形何如。岐伯曰。臣請言五藏之病變⑤也。心脉急甚者爲瘛瘲。微急爲心痛引背。食不下。緩甚爲狂笑。微緩爲伏梁。在心下。上下行。時唾血。太

【校勘】

①此：《太素》卷十五《色脉尺診》「此」下有「六」字。

②寸：《太素》卷十五《色脉尺診》「寸」下有「口」字。

③七：《千金翼方》卷二十五《診氣色法》作「六」。

④六：《千金翼方》卷二十五《診氣色法》作「三」。

⑤病變：《太素》卷十五《五藏脉診》作「變病」。

甚爲喉吤微大爲心痺❶引背善淚出❷小甚爲善噦微小❸爲消癉滑甚爲善渴微滑爲心疝引臍小❹腹鳴濇甚爲瘖微濇爲血溢維厥❺耳鳴顛疾○肺脉急甚爲癲疾微急爲肺寒熱怠惰欬唾血引腰背胷若鼻息肉不通緩甚爲多汗微緩爲痿瘻偏風❻頭以下汗出不可止大甚爲脛腫微大❼爲肺痺引胷背起惡日光❽小甚爲泄微小爲消癉滑甚爲息賁上氣

【校勘】

❶痺：《中藏經》卷上《論心藏虛實寒熱生死逆順脉證之法》作「痛」。

❷出：《甲乙經》卷四《病形脉診》無。

❸爲：《中藏經》卷上《論心藏虛實寒熱生死逆順脉證之法》無。

❹小：《中藏經》卷上《論心藏虛實寒熱生死逆順脉證之法》無。

❺維厥：《中藏經》卷上《論心藏虛實寒熱生死逆順脉證之法》作「手足厥」。

❻瘻偏風：《太素》卷十五《五藏脉診》無「瘻」字，「偏風」作「漏風」。

❼大：《脉經》卷三《心小腸部》作「汗」。

❽光：《太素》卷十五《五藏脉診》無。

微滑爲上下出血。濇甚爲嘔血。微濇爲鼠瘻。在頸支腋之間。下不勝其上。其應善瘦❶矣。○肝脉急甚者爲惡言❷。微急爲肥氣在脇下。若覆杯。緩甚爲善嘔。微緩爲水瘕痺也。大甚爲内癰。善嘔衄。微大爲肝痺陰縮欬引小腹。小甚爲多飲。微小爲消癉。滑甚爲㿉❸疝。微滑爲遺溺。濇甚爲溢❹飲。微濇爲瘈攣筋❺痺。○脾脉急甚爲瘈瘲。微急爲膈中食飲入而還出後

【校勘】

❶其應善瘦：《甲乙經》卷四《病形脉診》「其」作「甚」，《太素》卷十五《五藏脉診》「應善瘦」作「能喜瘦」。

❷惡言：《甲乙經》卷四《病形脉診》作「忘言」。

❸㿉：《太素》卷十五《五藏脉診》、《脉經》卷三《肝膽部》、《千金要方》卷十七《肺藏脉論》作「頹」。《甲乙經》卷四《病形脉診》作「癩」。

❹溢：《脉經》卷三《肝膽部》、《千金要方》卷十七《肺藏脉論》作「淡」。

❺瘈攣筋痹：《脉經》卷三《肝膽部》、《甲乙經》卷四《病形脉診》作「瘈瘲攣筋」。

沃沫。緩甚爲痿厥。微緩爲風痿。四肢不用。心慧然若無病。大甚爲擊仆。微大爲疝氣腹裏❶大膿血在腸胃之外。小甚爲寒熱。微小爲消癉。滑甚爲㿗癃。微滑爲蟲毒蛕蝎腹熱。濇甚爲腸㿗。微濇爲內㿗。多下膿血。

腎脉急甚爲骨❷癲疾。微急爲沉厥奔豚❸。足不收。不得前後。緩甚爲折脊。微緩爲洞❹。洞者。食不化。下嗌❺還出。大甚爲陰痿。微大爲石水。起臍已下至小

【校勘】

❶ 疝氣腹裏：《脉經》卷三《肝膽部》「疝氣」作「痞氣」。

❷ 骨：《脉經》卷三《腎膀胱部》、《甲乙經》卷四《病形脉診》、《千金要方》卷十九《腎藏脉論》「骨」下有「痿」字。

❸ 奔豚：《太素》卷十五《五藏脉診》無「奔豚」二字。

❹ 洞：《甲乙經》卷四《病形脉診》「洞」下有「泄」字。《脉經》卷三《腎膀胱部》、《千金要方》卷十九《腎藏脉論》「洞」下有「下」字。

❺ 下嗌：《脉經》卷三《腎膀胱部》、《千金要方》卷十九《腎藏脉論》作「入咽」。

腹。腫腫然上至胃脘，死不治。小甚爲洞泄，微小爲消癉。滑甚爲癃癀①，微滑爲骨痿，坐不能起，起則目無所見。濇甚爲大癰，微濇爲不月②沉痔。黄帝曰：病之六變者，刺之奈何？岐伯答曰：諸急者多寒，緩者多熱，大者多氣少血，小者血氣皆少，滑者陽氣盛，微有熱，濇者多血③少氣，微有寒。是故刺急者，深内而久留之；刺緩者，淺内而疾發鍼，以去其熱；刺大者，微寫

【校勘】

① 癃癀：《甲乙經》卷四《病形脈診》作「癃癩」。

② 月：《脈經》卷三《腎膀胱部》、《千金要方》卷十九《腎藏脈論》「月」下有「水」字。

③ 多血：二字疑衍。

其氣無出其血❶，刺滑者，疾發鍼而淺内之，以寫其陽氣而去其熱；刺濇者，必中❷其脉，隨其逆順而久留之，必先按❸而循之，已發鍼，疾按其痏，無令其血出，以和其脉；諸小❹者，陰陽形氣俱不足，勿取以鍼，而調以甘藥也。黄帝曰：余聞五藏❺六府之氣，滎輸❻所入爲合，令❼何道從入，入安連過❽，願聞其故。岐伯荅曰：此陽脉❾之别入于内，屬於府者也。黄帝曰：滎輸與合，

【校勘】

❶微瀉其氣無出其血：《千金要方》卷二十九《用針略例》作「微出其血」，無「瀉其氣無」四字。

❷中：《千金要方》卷二十九《用針略例》作「得」。

❸按：《太素》卷十五《五藏脉診》作「捫」。

❹小：《千金要方》卷二十九《用針略例》作「弱」。

❺五藏：疑衍。

❻滎腧：疑衍。

❼令：《太素》卷十一《府病合輸》作「今」。

❽連過：《甲乙經》卷四《病形脉診》作「從道」。

❾陽脉：《甲乙經》卷四《病形脉診》作「陽明」。爲是。

各有名乎。岐伯荅曰。滎輸治外❶經。合治内府。黄帝曰。治内府奈何。岐伯曰。取之於合。黄帝曰。合各有名乎。岐伯荅曰。胃合❷於三里。大腸合入于巨虚上廉。小腸合入于巨虚下廉。三焦合入於委陽。膀胱合入于委中央❸。膽合入于陽陵泉。黄帝曰。取之奈何。岐伯荅曰。取之三里者。低跗取之。巨虚者。舉足取之。委陽者。屈伸而❹索之。委中者。❺屈而取之。陽陵泉者。正❻

【校勘】

❶外：《甲乙經》卷四《病形脉診》「外」下有「藏」字。

❷合：《太素》卷十一《府病合輸》、《甲乙經》卷四《病形脉診》「合」下有「入」字。

❸央：《太素》卷十一《府病合輸》無。

❹索：《甲乙經》卷四《病形脉診》作「取」。

❺屈：《甲乙經》卷四《病形脉診》「屈」下有「膝」字。

❻正：《太素》卷十一《府病合輸》、《甲乙經》卷四《病形脉診》「正」下有「立」字。

竪膝予之齊下至委陽之陽取之。取①諸外經者，揄申而從②之。黃帝曰：願聞六府之病。岐伯荅曰：面熱者足陽明病，魚絡血者手陽明病，兩跗之上脉竪陷者足陽明病，此胃脉也。大腸病者，腸中切痛而鳴濯濯，冬曰③重感于寒即泄，當臍而痛，不能久立，與胃同候，取巨虛上廉。胃病者，腹䐜④脹，胃脘當心而痛，上肢兩脇，膈咽不通，食飲不下，取之三里也。○小腸

【校勘】

①取：《甲乙經》卷四《病形脉診》無。

②從：《甲乙經》卷四《病形脉診》作「取」。

③曰：《脉經》卷六《大腸手陽明經病證》、《千金要方》卷十八《大腸腑脉論》作「日」。形近而誤，當據改。

④䐜：《脉經》卷六《胃足陽明經病證》無。

病者小腹痛腰脊控睾[1]而痛時窘之後[2]當耳前熱若寒甚若獨肩[3]上熱甚及手小指次指之間熱若脉陷[4]者此其候也手太陽病[5]也取之巨虛下廉○三焦病者腹[6]氣滿小腹尤堅不得小便窘急溢則水留即爲脹候在足太陽之外大絡大絡在太陽少陽之間亦[7]見于脉取委陽[8]○膀胱病者小腹偏腫而痛以手按之即欲小便而不得肩上熱若脉陷及足

【校勘】

❶睾：《太素》卷十一《府病合輸》作「尻」。

❷後：《脉經》卷六《胃足陽明經病證》作「腹」。

❸肩：《太素》卷十一《府病合輸》作「眉」。

❹陷：《千金要方》卷十四《小腸腑脉論》作「滑」。

❺病：《太素》卷十一《府病合輸》無。

❻腹：《脉經》卷六《三焦手少陽經病證》「腹」下有「脹」字。義勝。

❼亦：《脉經》卷六《三焦手少陽經病證》作「赤」。

❽委陽：《甲乙經》卷九《三焦膀胱受病發少腹腫不得小便》作「委中」。

小指外廉❶及脛踝後皆熱，若脈陷❷，取委中央❸。

膽病者，善太息，口苦，嘔宿汁，心下澹澹❹，恐人將捕之，嗌中吤吤然，數唾，在足少陽之本末，亦視其脈之陷下者灸之，其寒熱者，取陽陵泉。

黄帝曰：刺之有道乎？岐伯荅曰：刺此者❺，必中氣穴，無中肉節，中氣穴則鍼染❻（一作遊）于巷，中肉節即皮膚痛，補寫反則病益篤，中筋則筋緩，邪氣不出，與其真相搏，亂而不去，反

【校勘】

❶外廉：《甲乙經》卷九《三焦膀胱受病發少腹腫不得小便》、《太素》卷十一《府病合輸》作「外側」。

❷若脉陷：《甲乙經》卷九《三焦膀胱受病發少腹腫不得小便》無此三字。

❸央：《脉經》卷六《膀胱足太陽經病證》無。

❹恐：《甲乙經》卷九《邪在心膽及諸藏府發悲恐太息口苦不樂及驚》「恐」上有「善」字，下有「如」字。

❺刺此者：《甲乙經》卷五《針灸禁忌》作「凡刺之道」，與上文義合。可從。

❻染：《甲乙經》卷五《針灸禁忌》作「遊」。爲是。

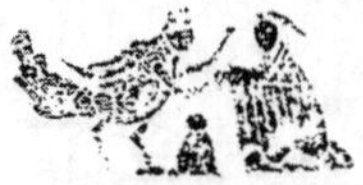

還內著用鍼不審以順爲逆也。

中于膺背一作肩背亦中其經一本作下其經胻戶當切 淖澤上奴教切下皆同甲乙經上音濁下音液謹詳淖濁也澤液也入而 不客一本作容瘛瘲上治下縱吤音戒噦乙劣切息賁下音奔痠音酸瘕音賈㿉徒回切仆音付蛕蝎上胡恢切腹中長蟲下胡葛切蠱蟲也腄竹垂切痏榮美切揄舂朱切睪音高陰丸也維厥詳此經絡有陽維陰維故有維厥

黃帝素問靈樞經卷之一 終

黃帝素問靈樞經卷之二

○根結第五 法音

岐伯[1]曰：天地相感，寒暖相移，陰陽之道[2]，孰少孰多？陰道偶，陽道奇。發于春夏，陰氣少，陽氣多，陰陽不調，何補何寫？發于秋冬，陽氣少，陰氣多，陰氣盛而陽氣衰，故莖葉枯槁，濕雨下歸，陰陽相移[3]，何寫何補？奇邪離經，不可勝數。不知根結，五藏六府，折關敗樞，開闔而走，陰

【校勘】

❶岐伯：《甲乙經》卷二《經脉根結》作「黃帝」。

❷道：《甲乙經》卷二《經脉根結》作「數」。

❸移：《甲乙經》卷二《經脉根結》作「離」。

陽大失不可復取。九鍼之玄①、要在終始。故能知終始。一言而畢。不知終始。鍼道咸絕②。太陽根于③至陰。結于命門。命門者。目也。陽明根于⑤厲兌。結于顙大。顙大者。鉗耳也。少陽根于竅陰。結于窗籠。窗籠者。耳中也④。太陽爲開。陽明爲闔。少陽爲樞。故開⑤折則肉⑥節瀆⑦而暴病起矣。故暴病者。取之太陽。視有餘不足。瀆者。皮肉宛膲而弱也。闔折則氣無所止息而痿疾

【校勘】

① 玄：《太素》卷十《經脈根結》、《甲乙經》卷二《經脈根結》作「要」。

② 咸絕：《太素》卷十《經脈根結》作「絕滅」。《甲乙經》卷二《經脈根結》無「咸」字。

③ 根：《素問·陰陽離合論》「根」下有「起」字。

④ 窗籠者耳中也：《太素》卷十《經脈根結》無此六字。

⑤ 開：《太素》卷十《經脈根結》作「關」，與《素問·陰陽離合論》新校正合。

⑥ 肉：《甲乙經》卷二《經脈根結》作「内」。

⑦ 瀆：《太素》卷十《經脈根結》作「殰」。

起矣。故痿疾❶者。取之陽明。視有餘不足。無所止息者。眞❷氣稽留。邪氣居之也。樞折即骨繇而不安於地。故骨繇者。取之少陽。視有餘不足。骨繇者。節緩而不收也。所謂骨繇者搖故也。當窮❸其本也。太陰根于❹隱白。結于大倉。少陰根❺于湧泉。結于廉泉。厥陰根于大敦。結于玉英。絡❻于膻中。太陰爲開❼。厥陰爲闔。少陽爲樞。故開折則倉廩無所輸。膈洞。膈洞者。取之

【校勘】

❶痿疾：《素問·陰陽離合論》新校正引《九墟》作「悸」。

❷眞：《太素》卷十《經脈根結》「眞」上有「謂」字。

❸窮：《太素》卷十《經脈根結》作「窽」。

❹根於：《素問·陰陽離合論》「根」下有「起」字。「於」作「起」。

❺根：《素問·陰陽離合論》「根」下有「起」字。

❻絡：《太素》卷十《經脈根結》作「終」。

❼開：《太素》卷十《經脈根結》及《陰陽合》作「關」，與《素問·陰陽離合論》新校正引《九墟》合。下文二「開」字同。

太陰。視有餘不足。故開折者。氣❶不足而生病也。闔折即氣絶❷而喜悲。悲❸者取之厥陰。視有餘不足。樞折則脉有所結而不通。不通者取之少陰。視有餘不足。有結者。皆取之不足❹。足太陽根于至陰。溜于京骨。注于崑崙。入于天柱飛揚也。足少陽根于竅陰。溜于丘墟。注于陽輔。入于天容❺光明也。足陽明根于厲兑。溜于衝陽。注于下陵。入于人迎豐隆也。手太陽

【校勘】

❶氣：《甲乙經》卷二《經脉根結》「氣」上有「則」字。

❷絶：《太素》卷十《經脉根結》作「施」，《甲乙經》卷二《經脉根結》作「弛」，《素問·陰陽離合論》新校正引《九墟》作「㢮」。「施」與「弛」通，「弛」與「㢮」同。

❸悲：《甲乙經》卷二《經脉根結》「悲」上有「善」字。

❹不足：《太素》卷十《經脉根結》無此二字。

❺天容：疑誤。《太素》卷十《經脉根結》楊上善注：是足少陽正經，此古今經穴學説之異。

根于少澤。溜于陽谷。注于少海❶。入于天窻❷支正也。手少陽根于關衝。溜于陽池。注于支溝。入于天牖外關也。手陽明根于商陽。溜于合谷。注于陽谿。入于扶突偏歷也。此所謂十二經❸者。盛絡❹皆當取之。一日一夜五十營。以營五藏之精。不應數者。名曰狂生。所謂五十營者。五藏皆受氣。持其脉口。數其至也。五十動而不一代❺者。五藏皆受氣。四十動一代❻者。一

【校勘】

❶少海：《甲乙經》卷三《手太陽及臂凡一十六穴》「小海者……手太陽脉之所入也」，少海，當據改爲小海。

❷天窗：《甲乙經》校注云：疑誤。

❸經：《甲乙經》卷二《經脉根結》「經」下有「絡」字。

❹盛絡：《甲乙經》卷二《經脉根結》作「絡盛」。

❺五十動而不一代：《脉經》卷四《診脉動止投數疏數死期年月》「動」作「投」，《脉經》卷四《診脉動止投數疏數死期年月》「代」作「止」。

❻一代者：《千金翼方》卷二十五《診雜病脉》「一代者」作「而一止」。

藏無氣。三十動一代者。二藏無氣。二十動一代者。三藏無氣。十動一代者。四藏無氣。不滿十動一代者。五藏無氣。予之短期。要在終始。所謂五十動而不一代者。以爲常也。以知五藏之期。予之短期者。乍數乍踈也。黄帝曰。逆順五體❶者。言人骨節之小大。肉之堅脆。皮之厚薄。血之清濁。氣之滑濇。脉之長短。血之多少。經絡之數。余已知之矣。此皆布衣匹夫之

【校勘】

❶逆順五體：疑爲篇名。

士也。夫王公大人。血食之君①。身體柔脆②。肌③肉軟弱。血氣慓悍滑利。其刺之徐疾淺深多少。可得同之乎。岐伯荅曰。膏粱菽藿之味。何可同也。氣滑卽出疾。其氣濇則出遲。氣悍④則鍼小而入淺。氣濇則鍼大而入深。深則欲留。淺則欲疾。以此觀之。刺布衣者。深以留之。刺⑤大人者。微以徐之。此皆因氣慓悍滑利也。黃帝曰。形氣之逆順奈何。岐伯曰。形氣不足。病氣

【校勘】

① 血食之君：《甲乙經》卷五《針道自然逆順》作「食血者」。

② 柔脆：《甲乙經》卷五《針道自然逆順》作「空虛」。

③ 肌：《太素》卷二十二《刺法》、《甲乙經》卷五《針道自然逆順》作「膚」。

④ 氣悍：疑爲「氣滑」之誤，與上文「氣滑」「氣濇」合。

⑤ 刺：《甲乙經》卷五《針道自然逆順》「刺」下有「王公」二字。

有餘。是邪勝也。急寫之。形氣有餘。病氣不足。急補之。形氣不足。病氣不足。此陰陽氣俱不足也。不可刺之❶。刺之則重不足。重不足則陰陽俱竭。血氣皆盡。五藏空虛。筋骨髓枯。老者絕滅。壯者不復矣。形氣有餘。病氣有餘。此謂陰陽俱有餘也。急寫其邪。調其虛實。故曰有餘者寫之。不足者補之。此之謂也。故曰刺不知逆順。眞邪相搏。滿❷而補之。則陰陽四溢❸。腸

【校勘】

❶不可刺之：《甲乙經》卷五《針道自然逆順》「可」下有「復」字。

❷滿：《甲乙經》卷五《針道自然逆順》作「實」。

❸陰陽四溢：《甲乙經》卷五《針道自然逆順》「陰陽」下有「血氣」二字，「四」作「皆」。

胃充郭。肝肺内䐜❶。陰陽相錯。虛而寫之。則經脉空虛。血氣竭枯。腸胃㒤❷辟。皮膚薄著。毛腠夭膲。予之死期。故曰。用鍼之要。在于知調陰與陽❸。調陰與陽。精氣乃光❹。合形與氣。使神内藏。故曰。上工平氣。中工亂脉❺。下工絶氣危生。故曰。下工❻不可不慎也。必審五藏變化之病❼。五脉之應。經絡之實虛。皮之柔麤。而後取之也。

【校勘】

❶䐜：《甲乙經》卷五《針道自然逆順》作「脹」，《太素》卷二十二《刺法》作「瞋」。「瞋」與「䐜」義近。

❷㒤：《太素》卷二十二《刺法》作「攝」。

❸陰與陽：《甲乙經》卷五《針道自然逆順》無此三字。衍文。

❹光：《甲乙經》卷五《針道自然逆順》作「充」。

❺脉：《太素》卷二十二《刺法》、《甲乙經》卷五《針道自然逆順》作「經」。

❻故曰下工：《甲乙經》卷五《針道自然逆順》無此四字。

❼必審五藏變化之病：《甲乙經》卷五《針道自然逆順》作「必察其五藏之變化」。

骨繇音搖慓悍上比昭切下侯岸切勇捷貌也陽道奇音箕

○壽夭剛柔第六法律

黃帝問於少師[①]曰。余聞人之生也。有剛有柔。有弱有強。有短有長。有陰有陽。願聞其方。少師荅曰。陰中有陰[②]。陽中有陽[③]。審知陰陽。刺之有方。得病所始。刺之有理。謹度病端。與時相應。內合于五藏六府。外合于筋骨皮膚。是故內有陰陽。外亦有陰陽。在內者。五藏為陰。六

【校勘】

①少師：《甲乙經》卷六《內外形診老壯肥瘦病旦慧夜甚大論》作「岐伯」。

②陰：《甲乙經》卷六《內外形診老壯肥瘦病旦慧夜甚大論》作「陽」。

③陽：《甲乙經》卷六《內外形診老壯肥瘦病旦慧夜甚大論》作「陰」。

府爲陽。在外者。筋骨爲陰。皮膚爲陽。故曰。病在陰之陰者。刺陰之滎輸。病在陽之陽者。刺陽之合。病在陽之陰者。刺陰之經。病在陰之陽者。刺絡脉❶。故曰。病在陽者。命曰風。病在陰者。命曰痺。病陰陽俱病。命曰風痺。病有形而不痛者。陽之類也。無形而痛者。陰之類也。無形而痛者。其陽完而陰傷之也。急治其陰。無攻其陽❷。有形而不痛者。其陰完而陽傷之也。急

【校勘】

❶刺絡脉：《甲乙經》卷六《内外形診老壯肥瘦病旦慧夜甚大論》作「刺陽之絡」。

❷急治其陰無攻其陽：《甲乙經》卷六《内外形診老壯肥瘦病旦慧夜甚大論》作「急治其陽無攻其陰」。

治其陽。無攻其陰❶。陰陽俱動。乍有形。乍無形❷。加以煩心。命曰陰勝其陽。此謂不表不裏。其形不久。黄帝問於伯高曰。余聞形氣病之先後外内❸之應。奈何。伯高答曰。風寒傷形。憂恐忿怒傷氣。氣傷藏。乃病藏。寒傷形。乃應形。風傷筋脉。筋脉乃應。此形氣外内❸之相應也。黄帝曰。刺之奈何。伯高答曰。病九日者。三刺而已。病一月者。十刺而已。多少遠近。以此衰之。

【校勘】

❶急治其陽無攻其陰：《甲乙經》卷六《内外形診老壯肥瘦病旦慧夜甚大論》作「急治其陰無攻其陽」。

❷形：《甲乙經》卷六《内外形診老壯肥瘦病旦慧夜甚大論》無。

❸外内：《甲乙經》卷六《内外形診老壯肥瘦病旦慧夜甚大論》作「内外」。

久痹不去身者。視其血絡，盡❶出其血。黃帝曰：外內之病，難易之治，奈何？伯高荅曰：形先病而未入藏者，刺之半其日；藏先病而形乃應者，刺之倍其日。此月❷內難易之應也。黃帝問於伯高曰：余聞形有緩急，氣有盛衰，骨有大小，肉有堅脆，皮有厚薄，其以立壽夭奈何？伯高荅曰：形與氣相任則壽，不相任則夭。皮與肉相果則壽，不相果則夭。血氣經絡勝形則

【校勘】

❶出：《甲乙經》卷六《內外形診老壯肥瘦病旦慧夜甚大論》作「去」。

❷月：《甲乙經》卷六《內外形診老壯肥瘦病旦慧夜甚大論》作「外」，胡本同。爲是，當據改。

壽。不勝形則夭。黃帝曰。何謂形之緩急。伯高荅曰。形充而皮膚緩者則壽。形充而皮膚急者則夭。形充而脉堅大者。順也。形充而脉小以弱者。氣衰。衰則危矣。若形充而顴不起者。骨❶小。骨小則夭矣。形充而大肉䐃堅而有分者。肉堅。肉❷堅則壽矣。形充而大肉無分理不堅者。肉脆。肉❷脆則夭矣。此天之生命。所以立形定氣而視壽夭者。必明乎此立❸形定氣。而

【校勘】

❶骨：《甲乙經》卷六《三焦手少陽經病證》作「腎」。

❷肉：《甲乙經》卷六《三焦手少陽經病證》無。

❸立：《甲乙經》卷六《三焦手少陽經病證》「立」上有「以」字。

後以臨病人。決死生。黃帝曰。余聞壽夭。無以度之。伯高答曰。牆基卑。高不及其地者。不滿三十而死。其有因加疾者。不及二十而死也。黃帝曰。形氣之相勝。以立壽夭奈何。伯高答曰。平人，而氣勝形者壽。病而形肉脫。氣勝形者死。形勝氣者危矣。黃帝曰。余聞刺有三變。何謂三變[1]。伯高答曰。有刺營者。有刺衛者。有刺寒痹之留經者。黃帝曰。刺三變[2]者奈何。伯

【校勘】

[1] 何謂三變：《甲乙經》卷十《陰受病發痹》作「何也」。

[2] 變：《太素》卷二十二《三變刺》無。

高荅曰。刺營者出血。刺衛者出氣刺寒痹者
内熱。黄帝曰。營衛寒痹之爲病奈何。伯高荅
曰。營之生病也。寒熱少氣。血上下行。衛之生
病也。氣痛時來時去。怫愾賁響。風寒客于腸
胃之中。寒痹之爲病也。留而不去。時痛而皮
不仁。黄帝曰。刺寒痹内熱奈何。伯高荅曰。刺
布衣者。以火焠之。刺大人者。以藥熨之。黄帝
曰。藥熨奈何。伯高荅曰。用淳酒二十升。蜀椒

一升。乾薑一斤。桂心一斤❶。凡四種。皆㕮咀。漬酒中。用綿絮一斤。細白布四丈❷。并內酒中。置酒馬矢熅中。蓋封塗。勿使泄❸。五日五夜。出布綿絮。曝乾之。乾復漬。以盡其汁。每漬必晬其日。乃出乾。乾。并用滓與綿絮。複布為複巾。長六七尺。為六七巾❹。則用之生桑炭炙巾。以熨寒痺所刺之處。令熱入至于病所。寒復炙巾以熨之。三十遍而止。汗出以巾拭身❺。亦三十

【校勘】

❶桂心一斤：《太素》卷二十二《三變刺》、《甲乙經》卷十《陰受病發痹》無「心」字，「斤」作「升」。

❷丈：《甲乙經》卷十《陰受病發痹》「丈」下有「二尺」二字。

❸使泄：《甲乙經》卷十《陰受病發痹》作「使氣泄」。

❹七：《甲乙經》卷十《陰受病發痹》無。

❺汗出以巾拭身：《太素》卷二十二《三變刺》、《甲乙經》卷十《陰受病發痹》作「灸巾以拭身」。

遍。而止起。步内中。無見風。毋刺必熨。如此病已矣。此所謂内熱也。

顴音權　䐃堅上渠永切腹中䐃脂　怫愾上扶勿切鬱也爲意舒下許氣切　㕮咀上音甫下才與切

○官鍼第七　法星

凡刺[1]之要。官鍼最妙。九鍼之宜。各有所爲。長短大小。各有所施也。不得其用。病弗能移。疾[2]淺鍼深。内傷良肉。皮膚爲癰。病深鍼淺。病氣

【校勘】

❶凡刺：《太素》卷二十二《九針所主》作「九針」。

❷疾：《太素》卷二十二《九針所主》作「病」，《素問・長刺節論》王冰注引《針經》同，按文例「病深」「病小」「病大」，「疾」作「病」爲是。

不寫。支❶爲大膿。病小鍼大。氣寫太甚。疾必爲害❷。病大鍼小。氣不泄寫❸。亦復爲敗❹。失❺鍼之宜。大者❻寫。小者不移。已言其過。請言其所施。病在皮膚無常處者。取以鑱鍼于病所。膚白勿取。病在分肉間。取以員鍼于病所。病在經絡痼痺者。取以鋒鍼。病在脉氣少。當補之者。取以鍉鍼于井滎分輸。病爲大膿者。取以鈹鍼。病痺氣暴發者。取以員利鍼。病痺氣痛而不

【校勘】

❶ 支：《太素》卷二十二《九針所主》作「反」。爲是，當據改。

❷ 疾必爲害：《太素》卷二十二《九針所主》作「必後爲害」。《甲乙經》卷五《針灸禁忌》作「病後必爲害」。

❸ 氣不泄瀉：《太素》卷二十二《九針所主》作「大氣不瀉」。

❹ 亦復爲敗：《甲乙經》卷五《針灸禁忌》作「亦爲後敗」。《聖濟總録》卷一百九十二引作「後亦爲敗」。

❺ 失：《太素》卷二十二《九針所主》作「夫」。義勝。

❻ 者：《太素》卷二十二《九針所主》「者」下有「大」字。

去者。取以長鍼。病❶水腫不能通關節者。取以大鍼。病在五藏固居者。取以鋒鍼。寫于井滎分輸。取以四時。凡刺有九❷日。應九變。一曰輸刺。輸刺者。刺諸經滎輸藏腧也。二曰遠道刺。遠道刺者。病在上。取之下。刺府腧也。三曰經刺。經刺者。刺大經之結絡經分也。四曰絡刺。絡刺者。刺小絡之血脉也。五曰分刺。分刺者。刺分肉之間也。六曰大

【校勘】

❶病：《太素》卷二十二《九針所主》「病」下有「爲」字。

❷日：《甲乙經》卷五《針灸禁忌》作「以」。胡本同。作「以」爲是，當據改。

瀉刺。大瀉刺[1]者。刺大膿以鈹鍼也。七曰毛刺。毛刺者。刺浮痺皮膚也。八曰巨刺。巨刺者。左取右。右取左。九曰焠刺。焠刺者[2]。刺燔鍼則取痺也。凡刺有十二節。以應十二經。一曰偶刺。偶刺者。以手直心若背。直痛所。一刺前。一刺後。以治[3]心痺。刺此者。傍鍼之也。二曰報刺。報刺者。刺痛無常處也。上下行者。直內無[4]拔鍼。以左手隨病所按之。乃出鍼復刺之也。三曰

【校勘】

❶大瀉刺：《甲乙經》卷五《針灸禁忌》校注云：「『大瀉刺』，一作『大刺』。」《太素》卷二十九《刺正》作「大刺」。

❷刺：《太素》卷二十九《刺正》、《甲乙經》卷五《針灸禁忌》無。

❸治：《甲乙經》卷五《針灸禁忌》作「刺」。

❹無：《甲乙經》卷五《針灸禁忌》無。

恢刺。恢刺直刺傍之舉之前。後恢筋急。以治筋痺也。四曰齊刺。齊刺者直入一。傍入二。以治寒①氣。小深者。或曰三刺。三刺者。治痺氣小深者也。五曰揚②刺。揚②刺者。正内一。傍内四。而浮之。以治寒③氣之慱大者也。六曰直鍼刺。直鍼刺者。引皮乃刺之。以治寒氣之淺者也。七曰輸刺。輸刺者。直入直出。稀發鍼而深之。以治氣盛而熱者也。八曰短刺。短刺者。刺骨痺。

【校勘】

❶寒：《甲乙經》卷五《針灸禁忌》「寒」下有「熱」字。

❷揚：《素問·長刺節論》新校正引《甲乙經》作「陽」。「陽刺」與下文「陰刺」爲對文，義勝。

❸寒氣：《甲乙經》卷五《針灸禁忌》無此二字。

稍搖而深之。致鍼骨所。以上下摩骨也。九曰浮刺。浮刺者。傍入而浮之。以治肌急而寒者也。十曰陰刺。陰刺者。左右率刺之。以治寒厥。中寒厥①足。②踝後少陰也。十一曰傍鍼刺。傍鍼刺者。直刺傍刺各一。以治留痹久居者也。十二曰贊刺。贊刺者。直入直出。數發鍼而淺之出血。是謂治癰腫也。脉之所居。深不見者。刺之微內鍼而久留之。以致其空脉氣也。脉淺

【校勘】
①厥：《甲乙經》卷五《針灸禁忌》作「者」。
②足：《甲乙經》卷五《針灸禁忌》作「取」。

者。勿刺。按絶其脉。乃刺之。無令精出。獨出其邪氣耳。所謂三刺則穀氣出者。先淺刺絶皮。以出陽邪。再刺則陰邪出者。少益深絶皮致肌肉。未入分肉間也。已入分肉之間。則穀氣出。故刺法曰。始刺淺之。以逐邪氣。而來血氣。後刺深之。以致陰氣之邪[1]。最後刺極深之。以下穀氣。此之謂也。故用鍼者。不知年之所加。氣之盛衰。虛實之所起。不可以爲工也。凡刺

【校勘】

[1] 陰氣之邪：《甲乙經》卷五《針灸禁忌》作「陰邪之氣」。

有五，以應五藏。一曰半刺，半刺者，淺內而疾發鍼，無鍼傷❶肉，如拔❷毛狀，以取皮氣，此肺之應也。二曰豹文刺，豹文刺者，❸左右前後鍼之，中脉爲故，以取經絡之血者，此心之應也。三曰關刺，關刺者，直刺左右，盡筋上，以取筋痺，愼無出血，此肝之應也。或曰淵刺，一曰豈刺。四曰合❹谷刺，合谷刺者，左右雞足，鍼于分肉之間，以取肌痺，此脾之應也。五曰輸刺，輸刺

【校勘】

❶無鍼傷肉：《太素》卷二十二《五刺》作「毋令針傷多」。《素問·刺要論》王冰注引《針經》作「令針傷多」。

❷毛：《太素》卷二十二《五刺》、《甲乙經》卷五《針灸禁忌》作「髮」。

❸左：《太素》卷二十二《五刺》「左」上有「刺」字。

❹谷：《太素》卷二十二《五刺》無。

者直入直出深内之至骨。以取骨痺。此腎之應也。

燔鍼上音煩　恢刺上苦回切大也一本作怪字

〇本神第八法風

黄帝問于岐伯曰。凡刺之法。先必本于神。血脉營氣精神。此五藏之所藏也。至其淫泆離藏則精失。魂魄飛揚。志意恍亂。智慮去身者。何因而然乎。天之罪與。人之過乎。何謂德氣生精神魂魄心意志思智慮。請問其故。岐伯荅曰。天之在我者德也。地之在我者氣也。德流氣薄而生者也。故生之來謂之精。兩精相搏謂之神。隨神往來者謂之魂。並精而出入者謂之魄。所以任物者謂之心。心有所憶謂之意。意之所存謂之志。因志而存變謂之思。因思而遠慕謂之慮。因慮而處物謂之智。故智者之養生也。必順四時而適寒暑。和喜怒而安居處節陰陽而調剛柔如是則僻邪不至長生久視是故怵惕思慮者則傷神神傷則恐懼流淫而不止❶因悲哀動中者竭❷絕而失生喜樂者神❸憚散而不藏愁憂者氣❹閉塞而不行盛怒者迷惑而不治恐懼者神❸蕩憚而不收心怵惕思慮則傷神神傷則恐懼自失破䐃脫肉毛悴色夭死于冬脾愁憂而不解則傷意意傷則悗亂四肢不舉毛悴色夭

【校勘】

❶流淫而不止：《太素》卷六首篇「流」作「溢」，「止」作「固」。

❷竭：《甲乙經》卷一《精神五藏論》「竭」上有「則」字。

❸神：《太素》卷六首篇無。

❹氣：《太素》卷六首篇無。

死於春。肝悲哀動中則傷魂，魂傷則狂忘❶不精，不精則不正，當人陰縮而攣筋，兩脇骨不舉，毛悴色夭，死於秋。肺❷喜樂無極則傷魄，魄傷則狂，狂者意不存人，皮革焦，毛悴色夭，死於夏。腎盛怒而不止則傷志，志傷則喜忘其前言，腰脊❸不可以俛仰屈伸，毛悴色夭，死於季夏。恐懼而不解則傷精❹，精傷則骨痠痿厥，精時自下。是故五藏主藏精者也，不可傷，傷

【校勘】

❶忘：《太素》卷六首篇作「妄」。

❷肺：《素問·刺要論》王冰注引無。

❸脊：《脉經》卷三第五、《千金要方》卷十九《腎藏脉論》「脊」下有痛字。

❹恐懼而不解則傷精：《甲乙經》卷一《精神五藏論》「恐」字上有「精氣并於腎則恐故」八字，「解」作「改」。《太素》卷三《陰陽雜説》楊上善注「不解」作「不息」。

則失守而陰虛，陰虛則無氣，無氣則死矣。是故用鍼者，察觀病人之態，以知精神魂魄之存亡，得失之意，五者以傷❶，鍼不可以治之也。

肝藏血，血舍魂，肝氣虛則恐，實則怒。脾藏營，營舍意，脾氣虛則四肢不用，五藏不安，實則腹脹經溲不利。心藏脉，脉舍神，心氣虛則悲，實則笑不休。肺藏氣，氣舍魄，肺氣虛則鼻塞❷不利少氣，實則喘喝胷盈仰息。腎藏精，精舍

【校勘】

❶五者以傷：《太素》卷六首篇作「五藏已傷」。

❷塞：《甲乙經》卷一《精神五藏論》作「息」。

❶志腎氣虛則厥實則脹五藏不安必審五藏之病形以知其氣之虛實謹而調之也

悗亂上音問 怵惕上恥律切下他的切悚懼也

○終始第九法野

凡刺之道畢于終始明知終始五藏爲紀陰陽定矣陰者主藏陽者主府陽受氣于四末陰受氣于五藏故寫者迎之補者隨之知迎知隨氣可令和和氣之方必通陰陽五藏爲

【校勘】

❶志：《甲乙經》卷一《精神五藏論》作「氣」。

陰。六府爲陽。傳之後世。以血爲盟。敬之者昌。慢之者亡。無道行私。必得天殃。謹奉天道。請言終始。終始者。經脉爲紀。持其脉口人迎。以知陰陽有餘不足。平與不平。天道畢矣。所謂平人者不病。不病者。脉口人迎應四時也。上下相應而俱往來也。六經之脉不結動也。本末之寒溫之相守司也。形肉血氣必相稱也。是謂平人。少氣者。脉口人迎俱少而不稱尺寸也如是者則陰陽俱不足補陽則陰竭寫陰則陽脱如是者可將以甘藥不❶可飲以至劑如此者弗灸不已者因而寫之則五藏氣壞矣人迎一盛病在足少陽一盛而躁病在手少陽人迎二盛病在足太陽二盛而躁病在手太陽人迎三盛病在足陽明三盛而躁病在手陽明人迎四盛且大且數名曰溢陽溢陽爲外格脉❷口一盛病在足厥陰厥❸陰一

【校勘】

❶不：《太素》卷十四《人迎脉口診》「不」下有「愈」字。義勝。

❷脉：《素問·六節藏象論》王冰注引作「寸」。

❸厥陰：《太素》卷十四《人迎脉口診》、《甲乙經》卷五《針道終始》無此二字。

盛而躁，在手心主①。脉口二盛，病在足少陰，二盛而躁，在手少陰。脉口三盛，病在足太陰，三盛而躁，在手太陰。脉口四盛，且大②且數者，名曰溢陰③。溢陰為內關，內關不通，死不治。人迎與太陰脉口俱盛四倍以上，命曰關格。關格者，與之短期。人迎一盛，寫足少陽而補足厥陰，二寫一補，日一取之，必切而驗之，踈④取之上，氣和乃止。人迎二盛，寫足太陽，補足少陰，

【校勘】

① 在手心主：《素問·六節藏象論》王冰注引作「在手厥陰」。

② 且大：《甲乙經》卷五《針道終始》作「俱大」。

③ 溢陰：《素問·六節藏象論》王冰注引「溢」作「關」。《太素》卷十四《人迎脉口診》「溢陰」二字無重疊。

④ 踈：《太素》卷十四《人迎脉口診》作「躁」。

二寫一補二日一取之必切而驗之踈①取之上氣和乃止人迎三盛寫足陽明而補足太陰二寫一補日二取之必切而驗之踈①取之上氣和乃止脉口一盛寫足厥陰而補足少陽二補一寫②日一取之必切而驗之踈而取上氣和乃止脉口二盛寫足少陰而補足太陽二補一寫二日一取之必切而驗之踈取之上氣和乃止脉口三盛寫足太陰而補足

【校勘】

①踈：《太素》卷十四《人迎脉口診》作「躁」。

②二補一瀉：《甲乙經》卷五《針道終始》作「二瀉一補」。

陽明，二補一寫，日二取之，必切而驗之，踈而取之，上氣和乃止。所以日二取之者，太陽主胃，大富于穀氣，故可日二取之也。人迎與脉口俱盛三倍❶以上，命曰陰陽俱溢，如是者不開，則血脉閉塞，氣無所行，流淫于中，五藏內傷。如此者，因而灸之，則變易而爲他病矣。凡刺之道，氣調而止❷，補陰寫陽，音氣益彰❸，耳目聰明。反此者，血氣不行。所謂氣至而有効者，

【校勘】

❶ 三倍：《甲乙經》卷五《針道終始》作「四倍」。

❷ 氣調而止：《甲乙經》卷五《針道終始》「調」作「和」，「而」作「乃」。

❸ 音氣益彰：《甲乙經》卷五《針道終始》「氣」作「聲」。《太素》卷十四《人迎脉口診》「益」作「并」。

瀉則益[1]虛。虛者。脉大如其故而不堅也。堅如其故者[2]。適雖言故。病未去也。補則益實。實者。脉大如其故而益堅也。夫如其故而不堅者。適雖言快。病未去也。故補則實。瀉則虛。痛[3]雖不隨鍼[4]。病必衰去。必先通十二經脉之所生病。而後可得傳于終始矣。故陰陽不相移。虛實不相傾。取之其經。凡刺之屬。三刺至穀氣。邪僻妄合。陰陽易居。逆順相反。沉浮異處。四

【校勘】

[1] 益：《甲乙經》卷五《針道終始》作「脉」。

[2] 堅如其故：《甲乙經》卷五《針道終始》作「大如故而益堅者」。

[3] 痛：《甲乙經》卷五《針道終始》作「病」。

[4] 針：《甲乙經》卷五《針道終始》「針」下有「減」字。

時不得稽留淫泆須鍼而去故一刺則陽邪出再刺則陰邪出三刺則穀氣至穀氣至而止所謂穀氣至者已補而實已寫而虛故以知穀氣至也邪氣獨去者陰與陽未能調而病知愈也故曰補則實寫則虛痛雖不隨鍼病必衰去矣陰盛而陽虛[1]先補其陽後寫其陰而和之陰虛而陽盛先補其陰後寫其陽而和之三脉動[2]于足大指之間必審其實虛

【校勘】

[1] 陰虛而陽盛：《甲乙經》卷五《針道終始》作「陽盛而陰虛」。

[2] 動于：《太素》卷二十二《三刺》作「重」。

虛而寫之。是謂重虛。重虛病益甚。凡刺此者。以指按之。脉動而實且疾者。❶疾寫之。虛而徐者則補之。反此者。病益甚。其動也❷。❸陽明在上。厥陰在中。❹少陰在下。膺腧中膺。背腧中背。肩膊虛者。取之上。重舌刺舌柱以鈹鍼也。手屈而不伸者。其病在筋。伸而不屈者。其病在骨。在骨守骨。在筋守筋。補須❺一方實。深取之。稀按其痏。以極出其邪氣。一方虛。淺刺之。以養

【校勘】

❶疾：《甲乙經》卷五《針道終始》作「則」。

❷其動也：《甲乙經》卷五《針道終始》作「三脉動於大指者」。

❸陽：《甲乙經》卷五《針道終始》「陽」上有「謂」字。

❹少：《太素》卷二十二《三刺》作「太」。

❺補須：《太素》卷二十二《三刺》楊上善注云：「量此『補』下脫一『瀉』字。」

其脈疾，按其痏，無使邪氣得入。邪氣來也緊❶而疾，邪❷氣來也徐而和。脈實者，深刺之，以泄其氣；脈虛者，淺刺之，使精氣無得出，以養其脈，獨出其邪氣。刺諸痛者❸，其脈皆實。故曰❹：從腰以上者，手太陰陽明皆主之；從腰以下者，足太陰陽明皆主之。病在上者下取之，病在下者高取之，病在頭者取之足，病在足❺者取之膕。病生於頭者頭重，生於手者臂重，生於

【校勘】

❶緊：《太素》卷二十二《三刺》作「堅」。

❷邪：《太素》卷二十二《三刺》、《甲乙經》卷五《針道終始》作「穀」。胡本同。爲是，當據改。

❸刺諸痛者：《太素》卷二十二《三刺》、《甲乙經》卷五《針道終始》此後有「深刺之，諸痛者」六字，義勝。

❹故曰：《太素》卷二十二《三刺》、《甲乙經》卷五《針道終始》無此二字。疑衍。

❺足：《甲乙經》卷五《針道終始》、《太素》卷二十二《三刺》作「腰」。爲是，當據改。

足者足重。治病者先刺其病所從生者也。春氣在毛❶，夏氣在皮膚，秋氣在分肉，冬氣在筋骨。刺此病者，各以其時爲齊。故刺肥人者，秋❷冬之❸齊；刺瘦人者，以春夏之齊。病❹痛者，陰也。痛而以手按之不得者，陰也，深刺之。病在上者，陽也；病在下者，陰也。癢者，陽也，淺刺之❺。病先起陰者，先治其陰，而後治其陽；病先起陽者，先治其陽，而後治其陰。刺熱厥者，留鍼反

【校勘】

❶毛：《甲乙經》卷五《針道終始》、《太素》卷二十二《三刺》「毛」上有「毫」字。爲是。

❷秋：《甲乙經》卷五《針道終始》、《太素》卷二十二《三刺》「秋」上有「以」字。爲是。

❸之：《甲乙經》卷五《針道終始》「之」上有「爲」字。

❹病：《甲乙經》卷五《針道終始》作「刺之」。

❺癢者陽也淺刺之：《甲乙經》卷五《針道終始》此七字在上句「深刺之」後，屬上讀。疑錯簡。

爲寒。刺寒厥者。留鍼反爲熱。刺熱厥者。二陰一陽。刺寒厥者。二陽一陰❶。所謂二陰者。二刺陰也。一陽者❷。一刺陽也。久病者。邪氣入深。刺❸此病者。深内而久留之。間日而復刺之。必先調其左右。去其血脉。刺道畢矣。凡刺之法。必察其形氣。形肉❹未脫。少氣而脉又躁。躁厥者。必爲繆刺之。散氣可收。聚氣可布。深居靜處。❺占神往來。閉戶塞牖。魂魄不散。專意一神。精

【校勘】

❶二陽一陰：《甲乙經》卷七《陰衰發熱厥陽衰發寒厥》作「一陰二陽」。

❷一陽者：《甲乙經》卷七《陰衰發熱厥陽衰發寒厥》、《千金要方》卷十四《風癲》「一陽」作「二陽」，「二陽」上并有「所謂」二字。

❸此：《太素》卷二十二《三刺》作「久」。

❹肉：《甲乙經》卷五《針道終始》作「氣」。

❺占：《太素》卷二十二《三刺》作「與」。

氣之❶分。毋聞人聲。以收其精。必一其神。令志❷在鍼。淺而留之。微而浮之。以移其神。氣至乃休。男內女外❸。堅拒勿出。謹守勿內。是謂得氣。

凡刺之禁。

新內勿刺。新❹刺勿內。已❺醉勿刺。已刺勿醉❻。新❹怒勿刺。已刺勿怒。新❹勞勿刺。已刺勿勞。已飽勿刺。已刺勿飽。已❺饑勿刺。已刺勿饑。

【校勘】

❶ 之：《太素》卷二十二《三刺》作「不」。爲是，當據改。

❷ 志：《太素》卷二十二《三刺》作「之」。

❸ 男內女外：《難經·七十八難》作「男外女內」。

❹ 新：《脉經》卷七《病不可刺證》作「大」，與《素問·刺禁論》新校正合。

❺ 已：《脉經》卷七《病不可刺證》與《素問·刺禁論》新校正合。

❻ 已醉勿刺已刺勿醉：《素問·刺禁論》新校正此八字在「已刺勿勞」句下。

❶已渴勿刺。已刺勿渴。大驚大恐，必定其氣，乃刺之。❷乘車來者，臥而休之，如食頃乃刺之。❸出行來者，坐而休之，如行十里頃乃刺之。凡此十二禁者，其脈亂氣散，逆其營衛，經氣不次，因而刺之，則陽病入於陰，陰病出爲陽，則邪氣復生。麤工❹勿察，是謂伐❺身，❻形體淫泆，乃消腦髓，津液不化，脫其五味，是謂失氣也。太陽之脈，其終也，戴眼，反折瘛瘲，其色白，

【校勘】

❶已：《脉經》卷七《病不可刺證》、《甲乙經》卷五《針灸禁忌》作「大」，與《素問·刺禁論》新校正合。

❷大驚大恐……乃刺之：《甲乙經》卷五《針灸禁忌》在「如行十里頃乃刺之」句下。

❸出：《甲乙經》卷五《針灸禁忌》、《千金要方》卷二十九《針灸禁忌》作「步」。爲是，當據改。

❹勿：《甲乙經》卷五《針灸禁忌》作「不」。

❺身：《甲乙經》卷五《針灸禁忌》作「形」。

❻形：《甲乙經》卷五《針灸禁忌》作「身」。

絶皮乃絶汗絶汗則終❶矣少陽終者耳聾百節盡縱目系絶目系絶❷一日半則死矣其死也色青白乃死陽明終者口目動作喜驚妄言色黃其上下之經盛而不行則終矣少陰終者面黑齒長而垢腹脹閉塞上下不通而終矣厥陰終者中熱嗌乾喜溺心煩甚則舌卷卵上縮而終矣太陰終者腹脹閉不得息❸氣噫善嘔嘔則逆逆則面赤不逆則上下不

【校勘】

❶絶皮乃……則終矣：《素問·診要經終論》作「絶汗乃出，出則死矣。」

❷目系絶：《素問·診要經終論》作「目瞏絶系」。

❸氣：《甲乙經》卷二《十二經脉絡脉支别》作「善」。

通上下不通則面黑皮毛燋而終矣。

繆刺上眉救切男內女外難經作男外女內淫濼下述各切

齒長平聲

黄帝素問靈樞經卷之二

黃帝素問靈樞經卷之三

○經脉第十

雷公問於黃帝曰禁脉❶之言凡刺之理經脉爲始營其所行制❷其度量內次五藏外别六府願盡聞其道黃帝曰人始生先成精精成而腦髓生骨爲幹脉爲營筋爲剛肉爲牆皮膚堅而毛髮長穀入于胃脉道以通血氣乃行雷公曰願卒聞經脉之始生黃帝曰經脉

【校勘】

❶禁脉：當作「禁服」。考「禁脉」下「凡刺之理……外别六府」六句文俱出自本書《禁服》篇。

❷制：本書《禁服》作「知」。《太素》卷十四《人迎脉口診》同。爲是，當據改。

者。所以能決死生。處百病。調虛實、不可不通。

○肺手太陰之脉。起于中焦。下絡大腸。還循胃口。上膈。屬肺。從肺系橫出腋下。下循臑內。行少陰心主之前。下肘中。循臂內上骨下廉。入寸口。上魚。循魚際。出大指之端。其支者。從腕後直出次指內廉。出其端。是動則病肺脹滿膨膨而喘欬。缺盆中痛。甚則交兩手而瞀。此爲臂厥。是主肺所生病者。欬上氣。喘渴①。煩、

【校勘】

① 渴：《脉經》卷六《肺手太陰經病證》、《甲乙經》卷二《十二經脉絡脉支別》、《千金要方》卷十七《肺藏脉論》作「喝」。爲是，當據改。

心。胸滿。臑臂內前廉痛❶厥掌中熱。氣盛有餘。則肩背痛。風寒❷。汗出中風❸。小便數而欠。氣虛則肩背痛寒。少氣不足以息。溺色變。爲此諸病。盛則寫之。虛則補之。熱則疾之。寒則留之。陷下則灸之。不盛不虛。以經取之。盛者寸口大三倍于人迎。虛者則寸口反小于人迎也。

○大腸手陽明之脈。起于大指次指之端❹。循指上廉。出合谷兩骨之間。上入兩筋之中。循

【校勘】

❶厥：《脉經》卷六《肺手太陰經病證》、《千金要方》卷十七《肺藏脉論》無，當刪。

❷寒：《脉經》卷六《肺手太陰經病證》、《千金要方》卷十七《肺藏脉論》無。爲是。

❸中風：《脉經》卷六《肺手太陰經病證》無。爲是。

❹端：《脉經》卷六《大腸手陽明經病證》、《甲乙經》卷二《十二經脉絡脉支別》「端」下有「外側」二字。

臂上廉。入肘外廉。上❶臑外前廉。上肩。出髃骨之前廉。上出于柱骨之會上。下入缺盆。絡肺。下膈。屬大腸。其支者。從缺盆上❷頸。貫頰。入下齒中。還出挾口。交人中。左之右。右之左。上挾鼻孔。是動則病齒痛頸腫。是主津液❸所生病者。目黃口乾。鼽衄。喉痹。肩前臑痛。大指次指痛不用。氣❹有餘則當脉所過者熱腫。虛則寒慄不復。爲此諸病。盛則瀉之。虛則補之。熱則

【校勘】

❶上：《脉經》卷六《大腸手陽明經病證》作「循」。

❷上：《千金要方》卷十八《大腸腑脉論》作「直而上」。《甲乙經》卷二《十二經脉絡脉支別》作「直上至」。《脉經》卷六《大腸手陽明經病證》作「直入上」。

❸液：《太素》卷八首篇、《脉經》卷六《大腸手陽明經病證》、《千金要方》卷十八《大腸府脉論》無。爲是。

❹氣：《太素》卷八首篇、《脉經》卷六《大腸手陽明經病證》、《千金要方》卷十八《大腸府脉論》「氣」下有「盛」字。

疾之寒則留之陷下則灸之不盛不虛以經取之盛者人迎大三倍于寸口虛者人迎反小於寸口也○胃足陽明之脉起於鼻之❶交頞中旁納❷（一本作約字）太陽之脉下循鼻外入上齒中還出挾口環脣下交承漿却循頤後下廉出大迎循頰車上耳前過客主人循髮際至額顱其支者從大迎前下人迎循喉嚨入缺盆下膈屬胃絡脾其直者從缺盆下乳內

【校勘】

❶之：《素问·上古天天真論》王冰注引文無。爲是，當删。

❷納：《脉經》卷六《胃足陽明經病證》、《甲乙經》卷二《十二經脉絡脉支别》、《千金要方》卷十六《胃腑脉論》作「約」。

廉。下挾臍。入氣街中。其支者。起于胃口。下循腹裏。下至氣街中而合。以下髀關。抵伏兔。下膝臏中。下循脛外廉。下足跗。入中指內間。其支者。下❶廉三寸而別。下入中指外間。其支者。別跗上。入大指間。出其端。是動則病洒洒振寒。善❷呻數欠。顏黑。病至則惡人與火。聞木❸聲則惕然而驚。心欲❹動。獨閉戶❺塞牖而處。甚則欲❻上高而歌。棄衣而走。賁響腹脹。是爲骭厥。

【校勘】

❶廉：《太素》卷八首篇作「膝」。爲是，當據改。

❷呻：《太素》卷八首篇作「伸」。爲是，當據改。

❸聲：《素問·陽明脉解》作「音」。爲是。

❹心欲動：《素問·脉解》作「心欲」，「動」屬下讀。《脉經》卷六《胃足陽明經病證》同。爲是，當據改。

❺塞：《素問·脉解》《素問·刺瘧》無。《太素》卷八首篇、《脉經》卷六《胃足陽明經病證》同。爲是。

❻上：《素問·陽明脉解》作「登」。《素問·脉解》作「乘」。作「登」爲是。

是主血所生病者。狂瘧❶溫淫。汗出鼽衄。口喎脣胗。頸腫喉痺。大腹❷水腫。膝臏腫痛。循膺乳氣街股伏兔骭外廉足跗上皆痛。中指不用。氣盛則身以前皆熱。其有餘于胃。則消穀善饑。溺色黃。氣不足則身以前皆寒慄。胃中寒則脹滿。爲此諸病。盛則寫之。虛則補之。熱則疾之。寒則留之。陷下則灸之。不盛不虛。以經取之。盛者。人迎大三倍于寸口。虛者。人迎反

【校勘】

❶瘧：《甲乙經》卷二《十二經脈絡脈支別》作「瘧」。

❷大腹水：《太素》卷八首篇楊上善注作「腹外」，可參。

小于寸口也○脾足太陰之脉起于大指之端循指内側白肉際過核骨後上内踝前廉上踹❶内循脛❷骨後交出厥陰之前上❸膝股内前廉入腹屬脾絡胃上膈挾咽連舌本散舌下其支者復從胃別上膈注心中是動則病舌本強食則嘔胃脘痛腹脹善噫得後與氣則快然如衰身體皆重是主脾所生病者舌本痛體不能動搖食不下煩心心下急痛溏

【校勘】

❶踹：《太素》卷八首篇、《脉經》卷六《脾足太陰經病證》、《甲乙經》卷二《十二經脉絡脉支別》、《千金要方》卷十六《脾藏脉論》作「腨」。

❷脛：《太素》卷八首篇、《脉經》卷六《脾足太陰經病證》、《甲乙經》卷二《十二經脉絡脉支別》、《千金要方》卷十六《脾藏脉論》作「胻」。

❸上：《太素》卷八首篇、《脉經》卷六《脾足太陰經病證》、《甲乙經》卷二《十二經脉絡脉支別》、《千金要方》卷十六《脾藏脉論》「上」後有「循」字。爲是，當據補。

溏泄。水閉。黄疸。不能卧❶。強立。股膝内腫❷厥足大指不用。爲此諸病。盛則寫之。虚則補之。熱則疾之。寒則留之。陷下則灸之。不盛不虚。以經取之。盛者。寸口大三倍于人迎。虚者。寸口反小于人迎。○心手少陰之脉。起于心中。出屬心系。下膈絡小腸。其支者。從心系上挾咽。繫目系。其直者。復從心系却上肺下❸出腋下。下循臑内後廉。行太陰心主之後。下肘内。循

【校勘】

❶不能卧：《脉經》卷六《脾足太陰經病證》作「好卧，不能食，唇青」。《甲乙經》卷二《十二經脉絡脉支别》作「不能食，唇青」。《脉經》可參。

❷腫：《脉經》卷六《脾足太陰經病證》作「痛」。《甲乙經》卷二《十二經脉絡脉支别》作「腫痛」。

❸下：《千金要方》卷十三《藏論》無，當删。

臂內後廉抵掌後脫骨之端。入掌內❶後廉循小指之內。出其端。是動則病嗌乾。心痛。渴而欲飲。是爲臂厥。是主心所生病者。目黃。脇❷痛臑臂內後廉痛厥。掌中熱痛。爲此諸病。盛則寫之。虛則補之。熱則疾之。寒則留之。陷下則灸之。不盛不虛。以經取之。盛者。寸口大再倍於人迎。虛者。寸口反小於人迎也。○小腸手太陽之脉。起于小指之端。循手外側。上腕。出

【校勘】

❶後：《太素》卷十八首篇無，當刪。

❷脇：《甲乙經》卷二《十二經脉絡脉支別》、《千金要方》卷十三《心藏脉論》「脇」下有「滿」字。

踝中直上循臂骨❶下廉出肘內側兩筋❷之間上循臑外後廉出肩解繞肩胛交肩上入缺盆絡心循咽下膈抵胃屬小腸其支者從缺盆循頸上頰至目銳眥却入耳中其支者別頰上䪼抵鼻至目內眥斜絡于顴是動則病嗌痛頷腫不可以顧肩似拔臑似折是主液所生病者耳聾目黃頰腫頸頷肩臑肘臂外後廉痛爲此諸病盛則寫之虛則補之熱則

【校勘】

❶骨：《太素》卷八首篇「骨」上有「下」字。

❷筋：《太素》卷八首篇、《脉經》卷六《小腸手太陽經病證》、《甲乙經》卷二《十二經脉絡脉支別》、《千金要方》卷十三《心藏脉論》作「骨」。爲是，當據改。

疾之寒則留之陷下則灸之不盛不虛以經取之盛者人迎大再倍于寸口虛者人迎反小于寸口也○膀胱足太陽之脉起于目內眥上額交巔其支者從巔至耳上循其直者從巔入絡腦還出別下項循肩髆內挾脊抵腰中入循膂絡腎屬膀胱其支者從腰中下挾脊❶貫臀入膕中其支者從髆內左右別下貫胛❷挾脊內❸過髀樞循髀外從❹後廉下合膕

【校勘】

❶挾脊：《太素》卷八首篇、《素問·厥論》王冰注引無此二字。

❷胛：《太素》卷八首篇、《千金要方》卷二十《膀胱府脉論》作「胂」。

❸挾脊內：《太素》卷八首篇、《素問·厥論》王冰注引、《千金要方》卷二十《膀胱府脉論》無此三字。

❹從：《太素》卷八首篇、《甲乙經》卷二《十二經脉絡脉支別》無，當删。

中以下貫踹內出外踝之後循京骨至小指❶外側是動則病衝頭痛目似脫項如拔脊痛腰似折髀不可以曲❷膕如結踹如裂是爲踝厥是主筋所生病者痔瘧狂癲疾頭顖項痛目黃淚出鼽衄項背腰尻膕踹脚皆痛小指不用爲此諸病盛則寫之虛則補之熱則疾之寒則留之陷下則灸之不盛不虛以經取之盛者人迎大再倍于寸口虛者人迎反小

【校勘】

❶小指：《素問·厥論》王冰注引此下有「之端」二字。當據補。

❷曲：《素問·至真要大論》作「回」。新校正同。《太素》卷八首篇作「迴」。

于寸口也○腎足少陰之脉起于小指之下邪走足心出于然谷[1]之下循内踝之後別入跟中以上踹内出膕内廉上股内後廉貫脊屬腎絡膀胱其直者從腎上貫肝膈入肺中循喉嚨挾舌本其支者從肺出絡心注胷中是動則病饑不欲食面如漆柴欬唾則有血喝喝而喘坐而欲起目䀮䀮如無所見心如懸若饑狀氣不足則善恐心惕惕如人將捕

【校勘】

[1] 然谷：《素問·陰陽離合論》王冰注引《靈樞》作「然骨」。《脉經》卷六《腎足陰經病證》、《太素》卷八首篇、《千金要方》卷十九《腎藏脉論》同。爲是，當據改。

之是爲骨厥是主腎所生病者口熱舌乾咽腫上氣嗌乾及痛煩心心痛黃疸腸澼脊股内後廉痛痿厥嗜臥足下熱而痛爲此諸病盛則寫之虛則補之熱則疾之寒則留之陷下則灸之不盛不虛以經取之灸則強食生❶肉緩帶披髮大杖重履而步盛者寸口大再倍于人迎虛者寸口反小于人迎也◯心主手厥陰心包絡❷之脈起于胷中出屬心包絡❷

【校勘】

❶肉：《太素》卷八首篇作「食」。《脉經》卷六《腎足少陰經病證》作「害」。《千金要方》卷十九《腎藏脉論》作「災」。

❷絡：《太素》卷八首篇無。

下膈。歷絡三膲。其支者。循胷出脇。下腋三寸。上抵腋下。循臑內。行太陰少陰之間。入肘中。下❶臂。行兩筋之間。入掌中。循中指。出其端。其支者。別掌中。循小指次指。出其端。是動則病手心熱。臂肘攣急❷。腋腫。甚則胷脇支❸滿。心中憺憺火❹動。面赤目黃。喜笑不休。是主脉所生病者。煩心心痛。掌中熱。爲此諸病。盛則寫之。虛則補之。熱則疾之。寒則留之。陷下則灸之。

【校勘】

❶下：《素問·藏器法時論》王冰注引《甲乙經》「下」後有「循」字。《甲乙經》卷二《十二經脉絡脉支別》同。當據補。

❷臂肘攣急：《太素》卷八首篇作「肘攣」，《素問·至真要大論》新校正同。

❸脇支：《太素》卷八首篇作「中」。

❹火：《太素》卷八首篇、《甲乙經》卷二《十二經脉絡脉支別》作「大」。爲是，當據改。

不盛不虛以經取之。盛者寸口大一倍于人迎，虛者寸口反小于人迎也。○三焦手少陽之脉，起于小指次指之端，上出兩指之間，循手表腕，出臂外兩骨之間，上貫肘，循臑外上肩，而交出足少陽之後，入缺盆，布膻中，散落❶心包，下膈，循❷屬三焦；其支者，從膻中上出缺盆，上項，繫❸耳後，直上出耳上角，以屈下頰❹至頔；其支者，從耳後入耳中，出走耳前，過客主

【校勘】

❶落：《太素》卷八首篇、《脉經》卷六《三焦手少陽經病證》、《甲乙經》卷二《十二經脉絡脉支别》作「絡」。爲是。

❷循：《太素》卷八首篇、《脉經》卷六《三焦手少陽經病證》、《千金要方》卷二十《三焦脉論》作「遍」。爲是。

❸繫：《脉經》卷六《三焦手少陽經病證》、《甲乙經》卷二《十二經脉絡脉支别》、《千金要方》卷二十《三焦脉論》作「俠」。爲是。

❹頰：《脉經》卷六《三焦手少陽經病證》、《千金要方》卷二十《三焦脉論》作「額」。

人前交頰至目鋭眥是動則病耳聾渾渾焞焞嗌腫喉痺是主氣所生病者汗出目鋭眥痛頰痛❶耳後肩臑肘臂外皆痛小指次指不用爲此諸病盛則寫之虚則補之熱則疾之寒則留之陷下則灸之不盛不虚以經取之盛者人迎大一倍于寸口虚者人迎反小于寸口也膽足少陽之脉起于目鋭眥上抵頭角下耳後循頸行手少陽之前至肩上却

【校勘】

❶痛：《脉經》卷六《三焦手少陽經病證》、《千金要方》卷二十《三焦脉論》作「腫」。

交出手少陽之後。入缺盆。其支者。從耳後入耳中。出走耳前。至目銳眥後。其支者。别❶銳眥。下大迎。合于手少陽。抵❷于顓。下加頰車。下頸。合缺盆。以下胷中。貫膈。絡肝。屬膽。循脇裏。出氣街。繞毛際。橫入髀厭中。其直者。從缺盆下腋。循胷。過季脇。下合髀厭中。以下循髀陽。出膝外廉。下外輔骨之前。直下抵絶骨之❸端。下出外踝之前。循足跗上。入小指次指之❹間。其

【校勘】

❶ 鋭：《太素》卷八首篇「鋭」上有「目」字。《素問·刺腰痛》王冰注同。

❷ 抵：《太素》卷八首篇、《脈經》卷六《膽足少陽經病證》、《千金要方》卷十一《肝藏脉論》無。《素問·刺腰痛》王冰注同。

❸ 直下抵絶骨之端：《太素》卷二十六《經脈厥》楊上善注作「抵絶骨」。

❹ 入小指次指之间：《太素》卷八首篇、《脉經》卷六《膽足少陽經病證》、《千金要方》卷十一《肝藏脉論》「入」作「出」。義勝。

支者別跗上入大指之間循大指歧骨內出其端還貫爪甲出三毛是動則病口苦善太息心脇痛不能轉側甚則面微有塵體無膏澤足外反熱是爲陽厥是主骨所生病者頭痛頷痛目銳眥痛缺盆中腫痛腋下腫馬刀俠癭汗出振寒瘧胷脇肋髀膝外至脛絕骨外髁❶前及諸節皆痛小指次指不用爲此諸病盛則寫之虛則補之熱則疾之寒則留之

【校勘】

❶ 髁：《太素》卷八首篇、《甲乙經》卷二《十二經脈絡脉支別》作「踝」。爲是，當據改。

膺下則灸之，不盛不虛以經取之。盛者人迎大一倍于寸口，虛者人迎反小于寸口也。○肝足厥陰之脉，起于大指叢毛之際，上循足跗上廉，去內踝一寸，上踝八寸，交出太陰之後，上膕內廉，循股陰，入毛中，過❶陰器，抵小❷腹，挾胃，屬肝，絡膽，上貫膈，布脇肋，循喉嚨之後，上入頏顙，連目系，上出額，與督脉會于巔。其支者，從目系下頰裏，環脣內。其支者，復從肝

【校勘】

❶過：《太素》卷八首篇、《脉經》卷六《肝足厥陰經病證》、《甲乙經》卷二《十二經絡脉支別》作「環」。《素問·刺瘧》王冰注同。爲是，當據改。

❷小：《太素》卷八首篇、《脉經》卷六《肝足厥陰經病證》、《甲乙經》卷二《十二經脉絡脉支別》、《千金要方》卷十一《肝藏脉論》作「少」。爲是，當據改。

別貫膈上注肺。是動則病腰痛不可以俛仰。丈夫㿉疝。婦人少腹腫。甚則嗌乾。面塵脫色。是[1]肝所生病者。胸滿。嘔逆。飧泄。狐疝。遺溺。閉癃。爲此諸病。盛則寫之。虛則補之。熱則疾之。寒則留之。陷下則灸之。不盛不虛。以經取之。盛者。寸口大一倍于人迎。虛者。寸口反小于人迎也。○手太陰氣絕。則皮毛焦。太陰者。行氣溫于皮毛者也。故氣不榮則皮毛焦。皮毛

【校勘】

[1] 是：《太素》卷八首篇、《脉經》卷六《肝足厥陰經病證》、《甲乙經》卷二《十二經脉絡脉支別》、《千金要方》卷十一《肝藏脉論》「是」下有「主」字。爲是，當據補。

焦則津液去皮節[1]。津液去皮節者[2]。則爪[3]枯毛折。毛折者。則毛[4]先死。丙篤。丁死。火勝金也。○手少陰氣絶則脉不通[5]。脉不通則血不流。血不流則髦色不澤。故其面黑如漆柴者。血先死。壬篤癸死。水勝火也。○足太陰氣絶者。則脉不榮肌肉[6]。脣舌者肌肉之本也。脉不榮則肌肉軟。肌肉軟則舌萎[7]人中滿。人中滿則脣反。脣反者。肉先死。甲篤。乙死。木勝土也。○足

【校勘】

❶皮節：《難經·二十四難》無此二字，當删。

❷皮節者：《難經·二十四難》作「皮節傷，皮節傷」於义较明，當據補。

❸爪：《難經·二十四難》作「皮」。爲是，當據改。

❹毛：《難經·二十四難》作「氣」。爲是，當據改。

❺通：《脈經》卷三《心小腸部》「通」下有「少陰者心脉也，心者脉之合也」十二字，與文例合。義勝。

❻肌肉：《難經·二十四難》作「口脣」。爲是，當據改。

❼舌萎：《脉經》卷三《脾胃部》無此二字。

少陰氣絕則骨枯。少陰者冬脉也。伏行而濡骨髓者也。故骨不濡則肉不能著❶也。骨肉不相親則肉軟却。肉軟却。故齒長而垢❷。髮無澤。髮無澤者骨先死。戊篤己死。土勝水也。○足厥陰氣絕。則筋絕❸。厥陰者。肝脉也。肝者筋之合也。筋者。聚于陰氣❹。而脉絡于舌本也。故脉弗榮則筋急。筋急則引舌與卵。故脣青舌卷卵縮。則筋先死。庚篤辛死。金勝木也。五陰氣

【校勘】

❶著：《難經·二十四難》、《脉經》卷三《腎膀胱部》、《甲乙經》卷二《十二經脉絡脉支别》、《千金要方》卷十九《腎藏脉論》「著」下有「骨」字。爲是，當據補。

❷垢：《難經·二十四難》作「枯」。

❸筋絕：《難經·二十四難》、《脉經》卷三《肝膽部》、《千金要方》卷十一《肝藏脉論》作「筋縮引卵與舌」。

❹陰氣：《難經·二十四難》、《脉經》卷三《肝膽部》作「陰器」。爲是，當據改。

俱絶則目系轉轉則目運目運者爲志先死志先死則遠一日半死矣六陽氣絶則陰與陽相離離則腠理發泄絶汗乃出❶故旦占夕死夕占旦死❷經脉十二者伏行分肉之間深而不見其常見者足太陰過于外❸踝之上無所隱故也諸脉之浮而常見者皆絡脉也六經絡手陽明少陽之大絡起于五指間上合肘中飲酒者衛氣先行皮膚先充絡脉絡脉

【校勘】

❶出：《難經·二十四難》、《甲乙經》卷二《十二經脉絡脉支別》「出」下有「大如貫珠，轉出不流，即氣先死」十二字。當據補。

❷死：《甲乙經》卷二《十二經脉絡脉支別》「死」下有「此十二經之敗也」七字。當據補。

❸外：《太素》卷九《經絡別異》作「內」。爲是，當據改。

先盛故衛氣已平營氣乃滿而經脉大盛脉之卒然動者皆邪氣居之留于本末不動則熱不堅則陷且空不與衆同是以知其何脉之動①也雷公曰何以知經脉之與絡脉異也黄帝曰經脉者常不可見也其虚實也以氣口知之脉之見者皆絡脉也雷公曰細子無以明其然也黄帝曰諸絡脉皆不能經大節之間必行絶道而出入復合于皮中其會皆

【校勘】

① 動：《太素》卷九《經絡别異》作「病」。爲是，當據改。

見于外。故諸刺絡脉者。必刺其結上甚血者。雖無結。急取之。以寫其邪而出其血。留之發爲痺也。凡診絡脉。脉色青。則寒且痛。赤則有熱。胃中寒。手魚之絡多青矣。胃中有熱。魚際絡赤。其暴①黑者。留久痺也。其有赤有黑有青者。寒熱氣也。其青短者。少氣也。凡刺寒熱者。皆多血絡。必間日而一取之。血盡而止。乃調其虛實。其小而短者。少氣。甚者寫之則悶。悶

【校勘】

①暴：《太素》卷九《經絡別異》作「魚」。可參。

甚則仆不得❶言悶則急坐之也○手太陰之別名曰列缺起于腕上分間並太陰之經直入掌中散入于魚際其病實則手銳掌熱虛則欠㰦小便遺數取之去腕半寸❷別走陽明也○手少陰之別名曰通里去腕一寸半❸別而上行循經入于心❹中繫舌本屬目系其實則支膈虛則不能言取之掌❺後一寸別走太陽也手心主之別名曰內關去腕二寸出于

【校勘】

❶得：《太素》卷九《經絡別異》、《甲乙經》卷二《十二經脉絡脉支別》作「能」。

❷半寸：《脉經》卷六《肺病證》、《太素》卷九《十五絡脉》作「一寸半」，當據改。

❸半：《太素》卷九十五《絡脉》無。

❹心：《千金要方》卷十三《心藏脉論》作「咽」。

❺掌：《太素》卷九十五《絡脉》、《甲乙經》卷二《十二經脉絡脉支別》無。爲是。

兩筋之❶間。循經以上。繫于心包絡。心系實則心痛。虛則爲頭❷強。取之兩筋間也。○手太陽之別。名曰支正。上腕五寸。內注少陰。其別者。上走肘。絡肩髃。實則節弛肘廢。虛則生肬。小者如指痂疥。取之所別也。○手陽明之別。名曰偏歷。去腕三寸。別❸入太陰。其別者。上循臂。乘肩髃。上曲頰偏齒。其別者。入耳。❹合于宗脈。實則齲聾。虛則齒寒痹隔。取之所別也。○手

【校勘】

❶間：《太素》卷九《十五絡脈》「間」下有「別走少陽」四字。當據補。

❷頭強：《脈經》卷六《心手少陰經病證》、《甲乙經》卷二《十二經脈絡脈支別》、《千金要方》卷十三《心藏脈論》作「煩心」。爲是，當據改。

❸入：《太素》卷九《十五絡脈》、《甲乙經》卷二《十二經脈絡脈支別》、《千金要方》卷十三《心藏脈論》作「走」。爲是。

❹合：《太素》卷九《十五絡脈》、《甲乙經》卷二《十二經脈絡脈支別》作「會」。《素問·繆刺論》王冰注同。可參。

少陽之別名曰外關去腕二寸外遶臂注胷中合心主病實則肘攣虛則不收取之所別也○足太陽之別名曰飛陽去踝七寸別走少陰實則鼽窒頭背痛虛則鼽衄取之所別也○足少陽之別名曰光明去踝五寸別走厥陰下❶絡足跗實則厥虛則痿躄坐不能起取之所別也○足陽明之別名曰豐隆去踝八寸別走太陰其別者循脛骨外廉上絡頭

【校勘】

❶下：《甲乙經》卷二《十二經脉絡脉支別》、《素問·刺腰痛》「下」上有「并經」二字。當據補。

項。合諸經之氣。下絡喉嗌。其病氣逆則喉痺瘁瘖。實則狂巔。虛則足不收。脛枯。取之所別也。○足太陰之別。名曰公孫。去本節之後一寸。別走陽明。其別者。入絡腸胃。厥氣上逆則霍亂。實則腸①中切痛。虛則鼓脹。取之所別也。○足少陰之別。名曰大鍾。當踝後繞跟。別走太陽。其別者。并經上走于心包下。②外貫腰脊。其病氣逆則煩悶。實則閉癃。虛則腰痛。取之

【校勘】

① 腸：《太素》卷九十五《絡脉》、《脉經》卷六《脾足太陰經病證》作「腹」。

② 外：《太素》卷九十五《絡脉》、《脉經》卷六《腎足少陰經病證》、《千金要方》卷十九《腎藏脉論》無。

所別者也○足厥陰之別名曰蠡溝去内踝五寸別走少陽其別者徑❶脛上睾結于莖其病氣逆則睾❷腫卒疝實則挺長虚則暴癢取之所別也○❸任脉之別名曰尾翳下鳩尾散于腹實則腹皮痛虚則癢搔取之所別也○督脉之別名曰長強挾膂上項散頭上下當肩胛左右別走太陽入貫膂實則脊強虚則頭重高搖之挾脊之有過❹者取之所別也○

【校勘】

❶徑脛：《脉經》卷六《肝足厥陰經病證》、《甲乙經》卷二《十二經脉絡脉支別》、《千金要方》卷十一《肝藏脉論》作「循經」。爲是，當據改。

❷睾腫：《太素》卷二十三《量繆刺》作「暴痛」。可參。

❸任：胡本作「任」。爲是，當據改。

❹高搖之……有過者：《甲乙經》卷二《十二經脉絡脉支別》校注引《九墟》無此九字。疑衍。

脾之大絡。名曰大包。出淵腋下三寸。布胷脇。實則身盡痛。虛則百節①盡皆縱。此脉若羅絡之血者。皆取之脾之大絡脉也。凡此十五絡者。實則必見。虛則必下。視之不見。求之上下。人經不同。絡脉異所別也。

瞀音務 䪼之劣切 髀音箄 骭音旱 憺憺音淡 邪與斜同 焞土渾切 肬音由

○經別第十一

【校勘】

① 節盡：《甲乙經》卷二《十二經脉絡脉支別》「節」作「脉」。《太素》卷九十五《絡脉》無「盡」字。

黃帝問于岐伯曰。余聞人之合于天道也❶。內有五藏。以應五音五色五時五味五位也。外有六府。以應六律。六律建陰陽諸經。而合之十二月十二辰十二節十二經水十二時十二經脈者。此五藏六府之所以應天道。夫十二經脈者。人之所以生。病之所以成。人之所以治。病之所以起。學之所始。工之所止也。麤之所易。上❷之所難也。請問其離合出入奈何。

【校勘】

❶天道：《甲乙經》卷二《十二經脈絡脈支別》作「天地」。

❷上：《太素》卷九《經脈正別》作「工」。義勝。

岐伯稽首再拜曰：明乎哉問也！此麤之所過，❶上之所息❷也。請卒言之。足太陽之正，別入于膕中，其一道下尻五寸，別入于肛，屬于膀胱，散之腎，循膂當心入散；直者，從膂上出于項，復屬于太陽，此爲一經也。○足少陰之正，至膕中，別走太陽而合，上至腎，當十四顀❸，出屬帶脉；直者，繫舌本，復出于項，合于太陽，此爲一合。成❹以諸陰之別，皆爲正也。○足少陽之

【校勘】

❶上：《太素》卷九《經脉正別》作「工」。義勝。

❷息：《甲乙經》卷二《十二經脉絡脉支別》作「悉」。

❸顀：《太素》卷九《經脉正別》、《甲乙經》卷二《十二經脉絡脉支別》作「椎」。因形近而誤。

❹成：《太素》卷九《經脉正別》、《甲乙經》卷二《十二經脉絡脉支別》作「或」。

正繞髀入。毛際。合于厥陰。別者入。季脇之間。循胷裏屬膽。散之上肝。貫心以上挾咽。出頤頷中。散于面。繫目系。合少陽于外眥也。○足厥陰之正。別跗上。上至毛際。合于少陽。與別俱行。此爲一合也。○足陽明之正。上至髀。入于腹裏。屬胃。散之脾。上通于心。上循咽。出于口。上頞䪼。還繫目系。合于陽明也。○足太陰之正。上❶至髀。合于陽明。與別俱行。上結❷于咽。

【校勘】

❶上：《甲乙經》卷二《十二經脈絡脈支別》「上」前有「則別」二字。

❷結：《太素》卷九《經脈正別》作「絡」。

貫舌①中。此爲三合也。○手太陽之正。指地。別于肩解。入腋走心。繫小腸也。○手少陰之正。別入于淵腋兩筋之間。屬于心。上走喉嚨。出于面。合目内眥。此爲四合也。○手少陽之正。指天。別于巔。入缺盆。下走三焦。散于胷中也。○手心主之正。別下淵腋三寸。入胷中。別屬三焦。②出循喉嚨。出耳後。合少陽完骨之下。此爲五合也。○手陽明之正。從手循膺乳。別③于

【校勘】

①中：《太素》卷九《經脉正別》作「本」。

②出：《太素》卷九《經脉正別》作「上」。《素問·繆刺論》新校正同。

③別：《太素》卷九《經脉正別》「別」上有「上」字。

肩髃。入柱骨下。走大腸。屬于肺。上循喉嚨。出缺盆。合于陽明也。○手太陰之正。别入淵腋少陰之前。入走肺。散之太陽[❶]。上出缺盆。循喉嚨。復合陽明。此[❷]六合也。

尻枯毛切 肛胡公切 頤頷上以之切 下戶感切

○經水第十二

黃帝問于岐伯曰。經脉十二者。外合于十二經水。而内屬于五藏六府。夫十二經水者。其

【校勘】

❶太陽：《太素》卷九《經脉正别》作「大腸」。爲是，當據改。

❷此：《太素》卷九《經脉正别》、《甲乙經》卷二《十二經脉絡脉支别》「此」下有「爲」字。當據補。

❶有大小深淺廣狹遠近各不固❷。五藏六府之高下小大。受穀之多少亦不等。相應奈何。夫❸經水者。受水而行之。五藏者。合神氣魂魄而藏之。六府者。受穀而行之。受氣而揚之。經脉者。受血而營之。合而以治奈何。刺之深淺。灸之壯數。可得聞乎。岐伯荅曰。善哉問也。天至高。不可度。地至廣。不可量。此之謂也。且夫人生于天地之間。六合之内。此天之高。地之廣

【校勘】

❶有：《太素》卷五《十二水》無。疑衍。

❷固：《太素》卷五《十二水》作「同」。形近而誤，當據改。

❸夫：《甲乙經》卷一《十二經水》「夫」下有「十二」二字。

也。非人力之所能度量而至也。若夫八尺之士。皮肉在此。外可度量切循而得之。其死可解剖而視之。其藏之堅脆。府之大小。穀之多少。脉之長短。血之清濁。氣之多少。十二經之多血少氣。與其少血多氣。與其皆多血氣。與其、皆少血氣。皆有[1]大數。其治以鍼艾。各調其經氣。固其常有合乎。黃帝曰。余聞之。快于耳。不解于心。願卒聞之。岐伯荅曰。此人之所以

【校勘】

[1] 大：《甲乙經》卷一《十二經水》作「定」。義勝。

參天地而應陰陽也。不可不察。

足太陽外合❶清水❷。內屬膀胱。而通水道焉。

足少陽外合于渭水。內屬于膽。

足陽明外合于海水。內屬于胃。

足太陰外合于湖水。內屬于脾。

足少陰外合于汝水。內屬于腎。

足厥陰外合于澠水❸。內屬于肝。

手太陽外合❶淮水。內屬小腸。而水道出焉。

【校勘】

❶合：《太素》卷五《十二水》、《甲乙經》卷一《十二經水》「合」下有「於」字。

❷清水：《素問·離合真邪論》作「濆水」。新校正同。

❸澠水：《太素》卷五《十二水》作「沔水」。《素問·離合真邪論》王冰注與新校正同。

手少陽外合于漯水。內屬于三焦。

手陽明外合于江水。內屬于大腸。

手太陰外合于河水。內屬于肺。

手少陰外合于濟水。內屬于心。

手心主外合于漳水。內屬于心包。

凡此五藏六府十二經水者。外有源泉。而內有所稟。此皆內外相貫。如環無端。人經亦然。故天爲陽。地爲陰。腰以上爲天。腰以下爲地。

故海以北者爲陰。湖以北者爲陰中之陰。漳以南者爲陽。河以北至漳者爲陽中之陰。漯以南至江者爲陽中之太陽。此一隅之陰陽也。所以人與天地相參也。黃帝曰。夫經水之應經脉也。其遠近淺深。水血之多少各不同。合而以刺之。奈何。岐伯荅曰。足陽明五藏六府之海也。其脉大。血多。氣盛。熱壯。刺此者不深弗散。不留不寫也。足陽明刺深六分。留十呼。足太陽深五分。留七呼。足少陽深四分。留五呼。足太陰深三分。留四呼。足少陰深二分。留三呼。足厥陰深一分。留二呼。手之陰陽。其受氣之道近。其氣之來疾。其刺深者。皆無過二分。其留皆無過一呼。其少長大小肥瘦。以心撩①之。命曰法天之常。灸之亦然。灸而過此者。得惡火。則骨枯。脉濇②。刺而過此者。則脱氣。

黃帝曰。夫經脉之小大。血之多少。膚之厚薄。

【校勘】

①撩：《甲乙經》卷一《十二經水》作「料」。

②濇：《太素》卷五《十二水》作「續」。楊上善注作「潰」，可參。

肉之堅脆。及膕❶之大小。可爲量度❷乎。岐伯荅曰。其可爲度量者。取其中度也。不甚脫肉而血氣不衰也。若❸夫度之人。痟瘦而形肉脫者。惡可以度量刺乎。審切循捫。按視其寒溫盛衰而調之。是謂因適而爲之眞也。

灑彌善切　漯通合切　以心撩之一本作以意料之

【校勘】

❶膕：《太素》卷五《十二水》、《甲乙經》卷一《十二經水》作「胭」。

❷量度：《太素》卷五《十二水》、《甲乙經》卷一《十二經水》作「度量」。義勝。

❸夫：《太素》卷五《十二水》、《甲乙經》卷一《十二經水》作「失」。形近而誤，當據改。

黄帝素問靈樞經卷之三

黄帝素問靈樞經卷之四

〇經筋第十三

足太陽之筋。起于足小指上。結于踝。邪上結于膝。其下循足外踝[1]。結于踵。上循跟。結於膕。其別者。結于踹[2]外。上膕中內廉。與膕中幷上結于臀。上挾脊上項。其支者。別入結於舌本。其直者。結于枕骨。上頭下顏。結于鼻。其支者。爲目上綱[3]。下結于頄[4]。其支者。從腋後外廉。結

【校勘】

❶ 踝：《太素》卷十三《經筋》、《甲乙經》卷二《經筋》作「側」。爲是。

❷ 踹：《太素》卷十三《經筋》、《甲乙經》卷二《經筋》作「腨」。因聲而誤，當據改。

❸ 綱：《太素》卷十三《經筋》、《甲乙經》卷二《經筋》作「網」。

❹ 頄：《太素》卷十三《經筋》、《甲乙經》卷二《經筋》作「鼽」。

于肩髃。其支者入腋下。上出缺盆上結于完骨。其支者出缺盆。邪上出[1]于頷。其病小指支跟腫[2]痛。膕攣[3]。脊反折。項筋急。肩不舉。腋支缺盆中紐痛。不可左右搖。治在燔鍼劫刺。以知爲數。以痛爲輸。名曰仲春痹〇足少陽之筋起于小指次指[4]。上結外踝。上循脛外廉。結于膝外廉。其支者別起[5]外輔骨。上走髀。前者結于伏兎之上。後者結于尻。其直者上乘[6]䏚季

【校勘】

[1] 出：《甲乙經》卷二《經筋》作「入」。

[2] 腫：《太素》卷十三《經筋》、《甲乙經》卷二《經筋》作「踵」。

[3] 攣：《甲乙經》卷二《經筋》「攣」下有「急」字。可參。

[4] 次指：《太素》卷十三《經筋》、《甲乙經》卷二《經筋》、《千金要方》卷十一《肝藏脉論》此下有「之上」二字。

[5] 別起：《太素》卷十三《經筋》作「起於」。

[6] 乘：《太素》卷十三《經筋》、《千金要方》卷十一《肝藏脉論》、《聖濟總録》卷一九一作「䏚乘」。

脇。上走腋前廉。繫①于膺乳。結于缺盆。直者。上出腋。貫缺盆。出太陽之前。循耳後。上額角。交巔上。下走頷。上結于頄。支者。結于目②。皆爲外維。其病小指次指支轉筋。引膝外轉筋。膝不可屈伸。膕筋急。前引髀。後引尻。即上乘䏚季脇痛。上引缺盆膺乳頸。維筋急。從左之右。右目不開。上過右角。並蹻脈而行。左絡于右。故傷左角。右足不用。命曰維筋相交。治在燔鍼

【校勘】

①繫：《千金要方》卷十一《肝藏脉論》作「俠」。

②目：《太素》卷十三《經筋》、《甲乙經》卷二《經筋》、《千金要方》卷十一《肝藏脉論》「目」下有「外」字。

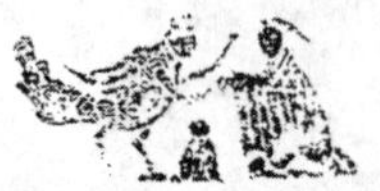

劫刺以知爲數以痛爲輸名曰孟春痺也○足陽明之筋起于中三指結于跗上邪外上加于輔骨上結于膝外廉直上結于髀樞上循脇屬脊其直者上循骭結于 其支者結于外輔骨合少陽其直者上循伏兎上結于髀聚于陰器上腹而布至缺盆而結上頸上挾口合于頄下結于鼻上合于太陽太陽爲目上網陽明爲目下網❶其支者從頰結于耳

【校勘】

❶網：《太素》卷十三《經筋》、《甲乙經》卷二《經筋》作「綱」。

前。其病足中指支脛轉筋。脚跳堅。伏兎轉筋。髀前腫。㿉疝。腹筋急。引缺盆及頰。卒口僻急者。目不合。熱則筋縱。目不開。頰筋有寒。則急引頰移口。有熱則筋弛縱。緩不勝收。故僻。治之以馬膏。膏其急者。以白酒和桂。以塗其緩者。以桑鉤鉤之。即以生桑灰❶置之坎中。高下以坐等。以膏熨急頰。且飲美酒。噉美炙肉。不飲酒者。自強也。爲之三拊而已。治在燔鍼劫

【校勘】

❶灰：《太素》卷十三《經筋》、《聖濟總録》卷一九一作「炭」。

刺以知爲數，以痛爲輸，名曰季春痺也。

○足太陰之筋，起于大指之端內側，上結于內踝；其直者，絡❶于膝內輔骨，上循陰股，結于髀，聚于陰器，上腹結于臍，循腹裏，結于肋❷，散于胷中；其內者，著于脊。其病足大指支內踝痛，轉筋痛，膝內輔骨痛，陰股引髀而痛，陰器紐痛，下❸引臍兩脇痛，引膺中脊內痛。治在燔鍼刼刺，以知爲數，以痛爲輸，命曰❹孟秋痺也。

○足

【校勘】

❶絡：《太素》卷十三《經筋》、《千金要方》卷十五《脾藏脉論》、《聖濟總録》卷一九一作「結」。義勝。

❷肋：《太素》卷十三《經筋》、《甲乙經》卷二《經筋》、《千金要方》卷十五《脾藏脉論》作「脇」。爲是。

❸下：《太素》卷十三《經筋》、《甲乙經》卷二《經筋》作「上」。

❹孟：《太素》卷十三《經筋》作「仲」。爲是。

少陰之筋。起于小指之下❶。並足太陰之筋。邪走内踝之下。結于踵。與太陽之筋合。而上結于内輔之下。並太陰之筋。而上。循陰股。結于陰器。循脊内。挾膂。上至項。結于枕骨。與足太陽之筋合。其病足下轉筋。及所過而結者。皆痛及轉筋。病在此者。主癎瘛及痙。在外者。不能俛。在内者。不能仰。故陽病者。腰反折。不能俛。陰病者。不能仰。治在燔鍼劫刺。以知爲數

【校勘】

❶下：《甲乙經》卷二《經筋》、《千金要方》卷十九《腎藏脉論》「下」後有「入足心」三字。

以痛爲輸。在内者。熨引飲藥。此筋折紐。紐發數甚者。死不治。名曰仲❶秋痹也。◎足厥陰之筋。起于大指之上。上❷結于内踝之前。上循脛上結内輔之下。上循陰股。結于陰器。絡❸諸筋❹。其病足大指支内踝之前痛。内輔痛。陰股痛轉筋。陰器不用。傷於内則不起。傷於寒則陰縮入。傷於熱則縱挺不收。治在行水清陰氣❺。其病轉筋者。治在燔鍼劫刺。以知爲數。以痛

【校勘】

❶仲：《太素》卷十三《經筋》作「孟」。爲是。

❷上：《甲乙經》卷二《經筋》無。

❸絡：《太素》卷十三《經筋》、《千金要方》卷十一《肝藏脉論》「絡」上有「結」字。

❹筋：《甲乙經》卷二《經筋》作「經」。

❺氣：《太素》卷十三《經筋》、《甲乙經》卷二《經筋》作「器」。

爲輸，命曰季秋痺也。○手太陽之筋，起于小指之上，結于腕，上循臂内廉，結于肘内鋭骨之後，彈之應小指之上，入結于腋下；其支者，後走腋❶後廉，上繞肩胛，循脛出走❷太陽之❸前，結于耳後完骨；其支者，入耳中；直者，出耳上，下結于頷，上屬目外眥。其病小指支肘内鋭骨後廉痛，循臂陰入腋下，腋下痛，腋後廉痛，繞肩胛引頸❹而痛，應耳中鳴痛，引頷目瞑，良

【校勘】

❶後走腋：《甲乙經》卷二《經筋》作「從腋走」。《聖濟總録》卷一九一「後」作「别」。作「别」爲是，當據改。

❷循脛出走：《太素》卷十三《經筋》、《甲乙經》卷二《經筋》作「循頸出足」。據文義，當據改。

❸之：《太素》卷十三《經筋》、《甲乙經》卷二《經筋》「之」下有「筋」字。當據補。

❹頸：《聖濟總録》卷一九一作「頭」。

久。乃得視。頸筋急。則爲筋瘻❶頸腫寒熱在頸者。治在燔鍼劫刺之。以知爲數。以痛爲輸。其爲腫者。❷復而銳之。本支者。上曲牙。循耳前。屬目外眥。上頷。結于角。其痛當所過者支轉筋。治在燔鍼劫刺。以知爲數。以痛爲輸。❸名曰仲夏痺也。◯手少陽之筋。起于小指次指之端。結于腕。❹中循臂。結于肘上。繞臑外廉。上肩走頸。合手太陽。其支者。當曲頰入繫舌本。其支

【校勘】

❶瘻：《太素》卷十三《經筋》、《甲乙經》卷二《經筋》作「痿」。形近而誤，當據改。

❷復：《太素》卷十三《經筋》作「傷」。

❸本支者……以痛爲輸：《甲乙經》卷二《經筋》無此四十一字，與下文「手少陽之筋」重，疑竄文。

❹中：《太素》卷十三《經筋》、《甲乙經》卷二《經筋》作「上」。胡本、《聖濟總録》卷一九一同。爲是。

者。上曲[1]牙。循耳前。屬目外眥。上乘頷。結于角。其病當所過者即支轉筋。舌卷。治在燔鍼劫刺。以知爲數。以痛爲輸。名曰季夏痺也。○手陽明之筋。起于大指次指之端。結于腕。上循臂。上結于肘外。上臑。結于髃。其支者。繞肩胛。挾脊。直者。從肩髃上頸。其支者。上頰。結于頄。直者。上出手太陽之前。上左角。絡頭。下右頷。其病當所過者支痛及轉筋。肩不舉。頸不可

【校勘】

[1] 牙：《太素》卷十三《經筋》作「耳」。

左右視。治在燔鍼劫刺，以知爲數，以痛爲輸。名曰孟夏痺也。○手太陰之筋，起于大指之上，循指上行，結于魚❶後，行寸口外側，上循臂，結肘中，上臑內廉，入腋下，出缺盆，結肩前髃❷，上結缺盆，下結胷裏，散貫賁，合賁下❸，抵季脇❹。其病當所過者支轉筋痛，甚成息賁，脇急吐血。治在燔鍼劫刺，以知爲數，以痛爲輸。名曰仲冬痺也。○手心主之筋，起于中指，與太陰

【校勘】

❶魚：《甲乙經》卷二《經筋》「魚」下有「際」字。

❷前髃：《千金要方》卷十七《肺藏脉論》作「髃前」。

❸合賁下：《甲乙經》卷二《經筋》「賁」作「脇」，《千金要方》卷十七《肺藏脉論》無「合賁」二字，「下」屬下讀。

❹脇：《甲乙經》卷二《經筋》「脇」作「肋」。

之筋並行，結于肘内廉，上臂陰，結腋下，下散前後挾脇。其支者，入腋，散胷中，結于臂❶。其病當所過者支轉筋，前❷及胷痛息賁，治在燔鍼劫刺，以知爲數，以痛爲輸，名曰孟冬痺也。○手少陰之筋，起于小指之内側，結于鋭骨，上結肘内廉，上入腋，交太陰，挾❸乳裏，結于胷中，循臂❶下繫于臍。其病内急，心承伏梁，下爲肘網。其病當所過者支轉筋，筋❹痛，治在燔鍼劫

【校勘】

❶臂：《太素》卷十三《經筋》、《甲乙經》卷二《經筋》作「賁」。爲是。

❷前：《太素》卷十三《經筋》無。

❸挾：《太素》卷十三《經筋》作「伏」。爲是。

❹筋筋：《甲乙經》卷二《經筋》「筋」字不重。

刺以知爲數，以痛爲輸。其成伏梁唾血膿①者，死不治。經筋之病，寒則反折筋急，熱則筋弛縱不收，陰痿不用。陽急則反折②，陰急則俛不伸。焠刺者，刺寒急也，熱則筋縱不收，無用燔鍼。名曰季冬痹也。○足之陽明，手之太陽，筋急則口目爲噼，眥③急不能卒視，治皆如右方也。

頄音求

○骨度第十四

【校勘】

① 血膿：《太素》卷十三《經筋》、《甲乙經》卷二《經筋》作「膿血」。可參。

② 反折：《太素》卷十三《經筋》無此二字。《素問·生氣通天論》《素問·奇病論》王冰注無。可參。

③ 眥：《太素》卷十三《經筋》、《甲乙經》卷二《經筋》「眥」上有「目」字。

黃帝問于伯高曰。脉度言經脉之長短何以立之。伯高曰。先度其骨節之大小廣狹長短。而脉度定矣。黃帝曰。願聞衆人之度。人長七尺五寸者。其骨節之大小長短各幾何。伯高曰。頭之大骨圍二尺六寸。胷圍四尺五寸。腰圍四尺二寸。髮所覆者。顱至項尺二寸。髮以下至頤長一尺。君子終❶折。結喉以下至缺盆中。長四寸。缺盆以下至髑骬長九寸。過則肺

【校勘】

❶終：《太素》卷十三《骨度》、《甲乙經》卷二《脉度》、《聖濟總録》卷一九一作「參」。楊上善注：「參，三也」。可參。

大不滿則肺小。髑骬以下至天樞長八寸。過則胃大。不及則胃小。天樞以下至橫骨長六寸半。過則①廻腸廣長。不滿則狹短。橫骨長六寸半。橫骨上廉以下至內輔之上廉長一尺八寸。內輔之上廉以下至下廉長三寸半。內輔下廉下至內踝長一尺三寸。內踝以下至地長三寸。膝膕以下至跗屬長一尺六寸。跗屬以下至地長三寸。故骨圍大則太過。小則

【校勘】

①回：《甲乙經》卷二《骨度腸度腸胃所受》作「胃」。

不及角。以下至柱骨長一尺。行腋中不見者。長四寸。腋以下至季脇長一尺二寸。季脇以下至髀樞長六寸。髀樞以下至膝中長一尺九寸。膝以下至外踝長一尺六寸。外踝以下至京骨長三寸。京骨以下至地長一寸。耳後當完骨者廣九寸。耳前當耳門者廣一尺三寸。兩顴之間相去七寸。兩乳之間廣九寸半。兩髀之間廣六寸半。足長一尺二寸。廣四寸半。肩至肘長一尺七寸。肘至腕長一尺二寸半。腕至中指本節長四寸。本節至其末長四寸半。項髮以下至背❶骨長二寸半。膂骨以下至尾骶二十一節。長三尺。上節長一寸四分分之一。奇分在下。故上七節至于膂骨。九寸八分分之七。此衆人骨之度也。所以立經脉之長短也。是故視其經脉❷之在于身也。其見浮而堅。其見明而大者。多血。細而沉者。多氣

【校勘】

❶背：《太素》卷十三《骨度》、《聖濟總録》卷一九一作「膂」。爲是。

❷脉：《太素》卷十三《骨度》、《聖濟總録》卷一九一作「絡」。

也。

髃骬上許竭切又許伐切下云居切髀步米切股也

○五十營第十五

黃帝曰。余願聞五十營。奈何。岐伯荅曰。天周❶二十八宿。宿三十六分。人氣行一周❷。千八分。日行二十八宿❸。人經❹脉上下左右前後二十八脉。周身十六丈二尺。以應二十八宿。漏水下百刻。以分晝夜。故人一呼。脉再動。氣❺行三

【校勘】

❶天周：《甲乙經》卷一《氣息周身五十營四時日分漏刻》作「周天」。《素問·八正神明論》王冰注同。

❷周：《素問·八正神明論》「周」下有「天」字。

❸日行二十八宿：《太素》卷十二《營五十周》作「日行二十八分」。《甲乙經》卷一《氣息周身五十營四時日分漏刻》無此九字。

❹脉：《甲乙經》卷一《氣息周身五十營四時日分漏刻》作「絡」。

❺氣：《難經·一難》作「脉」。

寸。一吸。脉亦再動。氣❶行三寸。呼吸定息。氣❶行六寸。十息。氣❷行六尺。日行二分。二百七十息。氣行十六丈二尺。氣行交通于中❸。一周于身。下水二刻。日行二十五分❹。五百四十息。氣行再周于身。下水四刻。日行四十分。二千七百息。氣行十周于身。下水二十刻。日行五宿二十分。一萬三千五百息。氣行五十營❺于身。水下百刻。日行二十八宿。漏水皆盡。脉終矣。所

【校勘】

❶氣：《難經·一難》作「脉」。

❷氣：《甲乙經》卷一《氣息周身五十營四時日分漏刻》作「脉」。

❸氣行交通于中：《素問·八正神明論》王冰注無此六字。

❹二十五分：《甲乙經》卷一《氣息周身五十營四時日分漏刻》作「二十分有奇」。《太素》卷十二《營五十周》、《素問·八正神明論》王冰注作「二十分」。

❺營：《素問·八正神明論》王冰注作「周」。

謂交通者。并行一數也。故五十營備。得盡天地之壽矣。凡①行八百一十丈也。

○營氣第十六

黄帝曰。營氣之道。内穀爲寶。穀入于胃。乃傳②之肺。流溢于中。布散于外。精專者。行于經隧。常營無已。終而復始。是謂天地之紀。故氣從太陰③出。注手陽明。上行④注足陽明。下行至跗上。注大指間。與太陰合。上行抵髀⑤。從脾注心

【校勘】

① 凡：《太素》卷十二《營五十周》、《甲乙經》卷一《氣息周身五十營四時日分漏刻》「凡」上有「氣」字。

② 乃：《甲乙經》卷一《營氣》作「氣」。《素問・平人氣象論》王冰注、《素問・五藏別論》《素問・痹論》新校正同。爲是，當據改。

③ 出：《甲乙經》卷一《營氣》「出」下有「循臂内上廉」五字。

④ 行：《太素》卷十二首篇、《甲乙經》卷一《營氣》「行」下有「至面」二字。

⑤ 髀：《太素》卷十二首篇、《甲乙經》卷一《營氣》作「脾」。因聲而誤，當據改。

中。循手少陰。出腋。下臂。注小❶指。合手太陽。上行乘腋。出䪼。內注目內眥。上巔。下項。合足太陽。循脊。下尻。下行注小指之端。循足心。注足少陰。上行注腎。從腎注心。外散于胷中。循心主脉。出腋。下臂。❷出兩筋之間。入掌中。出中指之端。還注小指次指之端。合手少陽。上行注膻中。散于三焦。從三焦注膽。出脇。注足少陽。下行至跗上。復從跗注大指間。合足厥陰。上

【校勘】

❶指：《太素》卷十二首篇、《甲乙經》卷一《營氣》「指」下有「之端」二字。

❷出：《甲乙經》卷一《營氣》作「入」。義勝。

行至肝。從肝上注肺①。上循喉嚨。入頏顙之竅。究于畜門。其支別者。上額。循巔。下項中。循脊。入骶。是督脉也。絡陰器。上過毛中。入臍中。上循腹裏②。入缺盆。下注肺中。復出太陰。此營氣之所行也。逆順之常也。

濁者一本作淖滑利也入骶音氐

○脉度第十七

黃帝曰。願聞脉度。岐伯答曰。手之六陽③。從手

【校勘】

❶肺：《甲乙經》卷一《營氣》作「鬲」。

❷循腹裏：《太素》卷十《督脉》楊上善注無此三字。

❸手之六陽：《太素》卷十三《脉度》「手」下有「足」字。《難經·二十三難》作「手三陽之脉」。

至頭，長。五尺。五六三❶丈。手之六陰❷，從。手至胸中。三❸尺五寸。三六一丈八尺。五六三❹尺。合❺二丈一尺。足之六陽❻。從足上至頭。八尺，六八四丈八尺。足之六陰❼。從足至胸中。六尺五寸。六六三丈六尺。五六三尺。合❺三丈九尺。蹻脉從足至目。七尺五寸。二七一丈四尺。二五一尺。合❺一丈五尺。督脉任脉。各四尺五寸。二四八尺。二五一尺。合❺九尺。凡都合❽一十六丈二尺。

【校勘】

❶三：《難經·二十三難》、《甲乙經》卷二《脉度》「三」上有「合」字。

❷手之六陰：《難經·二十三難》作「手三陰之脉」。

❸三：《難經·二十三難》、《甲乙經》卷二《脉度》「三」上有「長」字。

❹三：《甲乙經》卷二《脉度》「三」上有「合」字。

❺合：《太素》卷十三《脉度》、《甲乙經》卷二《脉度》作「凡」。

❻足之六陽：《難經·二十三難》作「足三陽之脉」。

❼足之六陰：《難經·二十三難》作「足三陰之脉」。

❽都合：《難經·二十三難》作「脉長」。

此氣之大經隧也。經脉爲裏。支而横者爲絡。絡之別者爲孫❶。盛而血者。疾誅之。盛者寫❷之。虛者飲藥以補之。五藏常内閲于上七竅也。故肺氣通於鼻。肺和則鼻能知臭香矣。心氣通于舌。心和則舌能知五味矣。肝氣通于目。肝和則目能辨五色❸。矣。脾氣通于口。脾和則口能知五穀矣。腎氣通于耳。腎和則耳能聞五音矣。五藏不和。則七竅不通。六府不和。則

【校勘】

❶孫：《太素》卷十三《脉度》、《甲乙經》卷二《脉度》作「孫絡」，「孫絡」下有「孫絡之有」四字，屬下讀。義勝。

❷瀉：《太素》卷十三《脉度》作「徐瀉」。義勝。

❸五色：《難經·二十三難》作「白黑」。

留❶爲癰。故邪在府。則陽脉不和❷。陽脉不和❷則氣留之。氣留之則陽氣盛矣。陽氣太盛❸則陰❹不利❺。陰脉不利❺則血❻留之。血❻留之則陰氣❼盛矣。陰氣太盛。則陽氣不能榮也。故曰關。陽氣太盛則陰氣弗能榮也。故曰格。陰陽俱盛。不得相榮。故曰關格。關格者。不得盡期而死也。

黃帝曰。蹻脉安起安止。何氣榮水。岐伯答曰。蹻脉者。少陰之別。起于然骨之後。上内踝之

【校勘】

❶留：《難經·二十三難》、《甲乙經》卷一《五藏六府官》「留」下有「結」字。可參。

❷和：《太素》卷六《藏府氣液》作「利」。

❸陽氣太盛：《難經·二十三難》作「邪在五藏」。《甲乙經》卷一《五藏六府官》作「邪在藏」。

❹陰：《難經·二十三難》作「陰脉」。

❺利：《難經·二十三難》、《甲乙經》卷一《五藏六府官》作「和」。

❻血：《太素》卷六《藏府氣液》作「氣」。

❼氣：《難經·二十三難》作「脉」。

上。直上循陰股。入陰。上循胷裏。入缺盆。上出人迎之前。入頄。屬目内眥。合于太陽。陽蹻而上行。氣并相還。則爲濡目。氣不榮。則目不合。

黄帝曰。氣獨行五藏。不榮六府。何也。岐伯荅曰。氣之不得無行也❶。如水之流如日月之行不休。故陰脉榮其藏。陽脉榮其府。如環之無端。莫知其紀。終而復始。其流溢之氣。内溉藏府。外濡腠理。黄帝曰。蹻脉有陰陽。何脉當其

【校勘】
❶氣之不得無行也：《難經·二十三難》作「然氣之所行也」。

數岐伯荅曰男子數其陽女子數其陰當數者爲經其不當數者爲絡也

蹻脈 渠略切又音喬 經隧 音遂

〇營衛生會第十八

黃帝問于岐伯曰人焉受氣陰陽焉會何氣爲營何氣爲衛營安從生衛于焉[1]會老壯不同氣陰陽異位願聞其會岐伯荅曰人受氣于穀穀入于胃[2]以傳與肺五藏六府皆以受

【校勘】

❶ 衛于焉會：《甲乙經》卷一《營衛三焦》作「衛安從會」。義勝。

❷ 以：《甲乙經》卷一《營衛三焦》作「氣」。義勝。

氣。其清者爲營。濁者爲衛。營❶在脉中。衛❶在脉外。營周不休。五十而復大會。陰陽相貫。如環無端。衛氣行於陰二十五度。行於陽二十五度。分爲晝夜。故氣至陽而起。至陰而止。故曰日中而陽隴爲重陽。夜半而陰隴爲重陰。故太陰主內。太陽主外。各行二十五度。分爲晝夜。夜半爲陰隴。夜半後而❷爲陰衰。平旦陰盡而陽受氣矣。日中爲陽隴。日西而陽衰。日入

【校勘】

❶在：《難經·三十難》、《甲乙經》卷一《營衛三焦》作「行」。

❷爲：《甲乙經》卷一《營衛三焦》無。

陽盡而陰受氣矣夜半而大會萬民皆臥命
曰合陰平旦陰盡而陽受氣如是無已與天
地同紀黃帝曰老人之不夜瞑者何氣使然
少壯之人不晝瞑者何氣使然岐伯答曰壯
者之氣血盛其肌肉滑氣道通營衛之行不
失其常故晝精而夜瞑老者之氣血衰其肌
肉枯氣道澀五藏之氣相搏其營氣衰少而
衛氣內伐故晝不精夜不瞑黃帝曰願聞營

衛之所行，皆何道從來❶？岐伯答曰：營出于中焦，衛出于❷下焦。黃帝曰：願聞三❸焦之所出。岐伯荅曰：上焦出于胃上口，並咽以上，貫膈而布胷中，走腋，循太陰之分而行，還至陽❹明，上至舌❺，下足陽明，常與❻營俱行于陽二十五度，行于陰亦二十五度，一周也，故五十度❼而復太會于手太陰矣。黃帝曰：人有熱飲食下胃，其氣未定，汗則出，或出于面，或出于背，或出

【校勘】

❶來：《太素》卷十二首篇作「行」。可參。

❷下：《太素》卷十二首篇、《千金要方》卷二十《三焦脉論》作「上」。爲是。

❸三焦：據下岐伯答語，當作上焦。

❹至陽明：《甲乙經》卷一《營衛三焦》、《千金要方》卷二十《三焦脉論》作「注手陽明」。爲是。

❺下：《甲乙經》卷一《營衛三焦》、《千金要方》卷二十《三焦脉論》「下」字後有「注」字。爲是。

❻營：《病源》卷十五《三焦病候》、《千金要方》卷二十《三焦脉論》「營」下有「衛」字。

❼度：《太素》卷十二首篇作「周」。可參。

于身半。其不循衛氣之道而出。何也。岐伯曰。此外傷于風。內開腠理。毛蒸理泄。衛氣走之。固不得循其道。此氣慓悍滑疾。見開而出。故不得從其道。故命曰漏泄。黃帝曰。願聞中焦之所出。岐伯荅曰。中焦亦並胃中。出上焦之後。此所受氣者。泌糟粕。蒸津液。化其精微。上注于肺脉①。乃化而爲血。以奉生身。莫貴于此。故獨得行于經隧。命曰營氣。黃帝曰。夫血之

【校勘】

①脉：《甲乙經》卷一《營衛三焦》無。

異氣。異名同類。何謂也。岐伯荅曰。營衛者。精氣也。血者。神氣也。故血之與氣。異名同類焉。故奪血者無汗。奪汗者無血。故人生有兩死而無兩生。黄帝曰。願聞下焦之所出。岐伯荅曰。下焦者。别迴腸。注于膀胱。而滲入焉。故水穀者。常并居于胃中。成糟粕而俱下于大腸而成下焦。滲而俱下。濟泌别汁。循下焦而滲入膀胱焉。黄帝曰。人飲酒。酒亦入胃。穀未熟而小便獨先下。何也。岐伯荅曰。酒者。熟穀之液也。其氣悍以清。故後穀而入。先穀而液出焉。黄帝曰。善。余聞上焦如霧。中焦如漚。下焦如瀆。此之謂也。

四時氣第十九

黄帝問于岐伯曰。夫四時之氣。各不同形。百病之起。皆有所生。灸刺之道。何者爲定[1]。一本作寶

岐伯荅曰。四時之氣。各有所在。灸別[2]之道。得

【校勘】

❶ 爲定：《太素》卷二十三《雜刺》作「可寶」。《甲乙經》卷五《針灸禁忌》作「寶」。

❷ 別：《太素》卷二十三《雜刺》、《甲乙經》卷五《針灸禁忌》作「刺」。爲是。

氣穴爲定❶。故春取經❷血脉分肉之間。甚者深刺之。間者淺刺之。夏取盛經孫絡。取分間絕皮膚。秋取經腧。邪在府。取之合。冬取并❸滎。必深以留之。溫瘧汗不出。爲五十九痏❹。風㽷膚脹爲五十七痏❹。取❺皮膚之血者。盡取之。飧泄補三陰之❻上。補陰陵泉。皆久留之。熱行乃止。轉筋于陽❼治其陽。轉筋于陰治其陰。皆卒刺之。徒㽷先取環谷下三寸。以鈹鍼鍼之。已刺

【校勘】

❶定：《太素》卷二十三《雜刺》作「竇」。

❷經：《素問・水熱穴論》作「絡」。義勝。

❸并：《太素》卷二十三《雜刺》、《甲乙經》卷五《針灸禁忌》作「井」。爲是，當據改。

❹痏：《太素》卷二十三《雜刺》、《甲乙經》卷七《陰陽相移發三瘧》作「刺」。

❺取：《太素》卷二十三《雜刺》無。

❻三陰之：《甲乙經》卷十一《足太陰厥脉病發溏泄下利》作「三陰交」。形近而誤，當據改。

❼陽：《太素》卷二十三《雜刺》「陽」下有「卒針之」三字，與下文例「卒刺之」合。

而筩之而内之入而復之以盡其痳必堅❶來❷緩則煩悗來急則安靜間日一刺之痳盡乃止飲閉藥方刺之時徒飲之方飲無食方食無飲無食他食百三十五日著痹不去久寒不已卒取其三里骨爲幹❸腸中不便取三里盛寫之虛補之癘風者素❹刺其腫上已刺以鋭鍼鍼其處❺按出其惡氣❻腫盡乃止常食方食無食他食腹中常鳴氣上衝胷喘不能久

【校勘】

❶堅：《太素》卷二十三《雜刺》「堅」下有「束之」二字。當據補。

❷來：《甲乙經》卷八《水膚脹鼓脹腸覃石瘕》作「束」。形近而誤，當據改。

❸腸：《甲乙經》卷九《脾胃大腸受病發腹脹滿腸中鳴短氣》作「腹」。

❹素：《太素》卷二十三《雜刺》作「索」。

❺以鋭針針其處：《甲乙經》卷十一《寒氣客於經絡之中發癰疽風成發厲浸淫》作「以吮其處」。義勝。

❻惡氣：《甲乙經》卷十一《寒氣客於經絡之中發癰疽風成發厲浸淫》作「惡血」。義勝。

立邪在大腸。刺肓❶之原。巨虛上廉。三里。小❷腹控睪引腰脊。上衝心。邪在小腸者。連睪系。屬于脊。貫肝肺。絡心系。氣盛則厥逆。上衝腸胃。燻肝。散于肓。結于臍。故取之肓❸原。以散之。刺太陰。以予之。取厥陰。以下之。取巨虛下廉。以去之。按其所過之經。以調之。善嘔。嘔有苦。長❹太息。心中憺憺。恐人將捕之。邪在膽。逆在胃。膽液泄則口苦。胃氣逆則嘔苦。故曰嘔膽。取

【校勘】

❶ 肓：《脉經》卷六《大腸手陽明經病證》、《千金要方》卷十八《大腸腑脉論》作「盲」。胡本同。形近而誤，當據改。

❷ 小：《太素》卷二十三《雜刺》、《脉經》卷六《脾足太陰經病證》作「少」。

❸ 肓：《甲乙經》卷九《腎小腸受病發腹脹腰痛引背少腹控睾》作「盲」。形近而誤，當據改。

❹ 長：本書《邪氣藏府病形》作「善」。可參。

三里以下。胃氣逆則❶。刺少陽血絡。以閉膽逆。却調其虛實。以去其邪。飲食不下。膈塞不通。邪在胃脘。在上脘則刺抑而下之。在下脘則散而去之。小腹痛腫。不得小便。邪在三焦約。取之太陽❷大絡。視其絡脉與厥陰小絡結而血者。腫❸上及胃脘。取三里。觀其色。察其❹以知其散復者。視其目色。以知病之存亡也。一其形。聽其動靜者。持氣口人迎。以視其脉。堅且

【校勘】

❶則：《太素》卷二十三《雜刺》無。當删。

❷太陽：《太素》卷二十三《雜刺》、《甲乙經》卷九《三焦膀胱受病發少腹腫不得小便》作「足太陽」。

❸腫：《太素》卷二十三《雜刺》「腫」上楊上善注有「刺」字。

❹以：《太素》卷二十三《雜刺》作「目」。爲是。

盛且滑者。病日進。脉軟者。病將下。諸經實者。病三日已。氣口候陰。人迎候陽也。

風𤸷尸類切 筩音同 著痺上直略切下音閉 銚鉞上余恵切芒也

黃帝素問靈樞經卷之四

黃帝素問靈樞經卷之五

○五邪第二十

邪在肺則病皮膚痛❶寒熱上氣喘❷汗出欬動肩背取之膺中外腧背三節五藏❸一本作五顀又五節之傍以手疾按之快然乃刺之取之缺盆中以越❹之邪在肝則兩脇中痛寒中惡血在內行❺善掣節時脚❻腫取之行間以引脇下補三里以温胃中取血脉以散惡血取耳間青脉

【校勘】

❶皮膚痛：《太素》卷二十三《雜刺》無「痛」字，「寒熱」屬下讀。

❷喘：《脉經》卷六《肺手太陰經病證》、《千金要方》卷十七《肺藏脉論》「喘」上有「氣」字。

❸三節五藏：《脉經》卷六《肺手太陰經病證》無「五藏」二字，「三節」作「三椎」，《太素》卷二十二《五藏刺》作「五椎」。

❹越：《太素》卷二十二《五藏刺》作「起」。

❺行：《脉經》卷六《肝足厥陰經病證》作「胻」。爲是。

❻脚：《太素》卷二十二《五藏刺》無。

以去其掣。邪在脾胃，則病肌肉痛。陽氣有餘，陰氣不足，則熱中善饑。陽氣不足，陰氣有餘，則寒中腸鳴腹痛。陰陽俱有餘，若俱不足，則有寒有熱，皆調于三里。邪在腎，則病骨痛陰痺。陰痺者，按❶之而不得，腹脹腰痛，大便難，肩背頸項痛❷，時眩。取之湧泉、崑崙。視有血者，盡取之。邪在心，則病心痛，喜悲，時眩仆。視有餘不足而調之其輸也。

顀音椎

【校勘】

❶按：《千金要方》卷十九《腎藏脈論》作「撫」。

❷痛：《脈經》卷六《腎足少陰經病證》、《甲乙經》卷九《腎小腸受病發腹脹腰痛引背少腹控睾》「痛」上有「強」字。

○寒熱病第二十一

皮寒熱者，不可附席，毛髮焦，鼻槁腊，不得汗，取三陽之絡，以補手太陰。肌寒熱者，肌痛❶，毛髮焦而脣槁腊，不得汗，取三陽于下以去其血者，補足太陰以出其汗。骨寒熱者，病❷無所安，汗注不休，齒未槁❸，取其少陰于股之絡；齒已槁，死不治。骨厥亦然。骨痹，舉節不用而痛，汗注煩心，取三陰（一本作三陽）之經補之。身有

【校勘】

❶肌痛：《難經·五十八難》作「肌膚痛」。《甲乙經》卷八《五藏傳病發寒熱》「肌」上有「病」字。

❷病：《甲乙經》卷八《五藏傳病發寒熱》作「痛」。

❸齒末槁：《難經·五十八難》、《甲乙經》卷八《五藏傳病發寒熱》作「齒本槁痛」。

所傷血出多及中風寒，若有所墮墜，四支懈惰❶不收，名曰體惰❷。取其小❸腹臍下三結交。三結交者，陽明、太陰也，臍下三寸關元也。厥痺者，厥氣上及腹，取陰陽之絡，視主病也，瀉陽補陰經也。頸側之動脈人迎。人迎，足陽明也，在嬰筋之前。嬰筋之後，手陽明也，名曰扶突。次脈，足❹少陽脈也，名曰天牖。次脈，足太陽也，名曰天柱。腋下動脈，臂❺太陰也，名曰天府。陽

【校勘】

❶懈惰：《太素》卷二十六《寒熱雜説》、《甲乙經》卷十《陽受病發風》作「懈㑊」。

❷惰：《太素》卷二十六《寒熱雜説》、《甲乙經》卷十《陽受病發風》作「懈」。

❸小：《太素》卷二十六《寒熱雜説》、《甲乙經》卷十《陽受病發風》作「少」。

❹足：《太素》卷二十六《寒熱雜説》、本書《本輸》作「手」。爲是。

❺臂：本書《本輸》作「手」。

迎❶頭痛。胷滿不得息。取之人迎。暴瘖氣鞕。取扶突與舌本出血。暴聾氣蒙。耳目不明。取天牖。暴❷攣癇眩足不任身。取天柱。暴癉❸内逆。肝肺相搏。血溢鼻口。取天府。此爲天牖❹五部。臂陽明有入頄徧齒者。名曰大迎❺。下齒齲取之。臂惡寒補之。不惡寒寫之。足❻太陽有入頄徧齒者。名曰角孫。上齒齲取之在鼻與頄❼前。方病之時其脉盛。盛則寫之。虚則補之。一曰取

【校勘】

❶迎：《太素》卷二十六《寒熱雜説》、《甲乙經》卷九《大寒内薄陽逆發頭痛》作「逆」。形近而誤，當據改。

❷暴：《甲乙經》卷十《八虚受病發拘攣》「暴」下有「拘」字。

❸癉：《甲乙經》卷十二《血溢發衄》作「痹」。

❹天牖：《太素》卷二十六《寒熱雜説》、《甲乙經》卷十二《血溢發衄》作「大腧」。

❺大迎：《太素》卷二十六《寒熱雜説》作「人迎」。

❻足：《甲乙經》卷十二《手足陽明脉動發口齒病》作「手」。

❼頄：《太素》卷二十六《寒熱雜説》作「頞」。

之出鼻外❶足陽明有挾鼻入于面者名曰懸顱屬口對入繫目本❷視有過者取之損有餘益不足反者益其❸足太陽有通項入于腦者正屬目本名曰眼系頭目苦痛取之在項中兩筋間入腦乃別陰蹻陽蹻陰陽相交陽入陰陰出陽❹交于❺目銳眥陽氣盛則瞋目陰氣盛則瞋目熱厥取足太陰少陽皆留之寒厥取足陽明少陰于足皆留之舌縱涎下煩悗

【校勘】

❶鼻外：《太素》卷二十六《寒熱雜說》、《甲乙經》卷十二《手足陽明脉動發口齒病》作「眉外」，「外」下有「方病之時，盛瀉虛補」六字。爲是。

❷本：《甲乙經》卷十二《足太陽陽明手少陽脉動發目病》「本」下有「頭痛，引頷取之」六字。當據補。

❸其：《太素》卷二十六《寒熱雜說》作「甚」。爲是。

❹陽入陰陰出陽：《太素》卷十《陰陽蹻脉》、《太素》卷二十六《寒熱雜說》作「陽入陰出，陰陽」，「陰陽」屬下讀。義勝。

❺目：《太素》卷二十六《寒熱雜說》無。

取足少陰振寒洒洒鼓頷不得汗出腹脹煩悗取手太陰刺虛者刺其去也刺實者刺其來也春取絡脉夏取分腠秋取氣口冬取經輸凡此四時各以時爲齊絡脉治皮膚分腠治肌肉氣口治筋脉經輸治骨髓五藏身有❶五部伏兔一腓二腓者腨也❷背三五藏之腧四項五此五部有癰疽者死病始手臂者先取手陽明太陰而汗出病始頭首者先取項

【校勘】

❶身有：《甲乙經》卷十一《寒氣客於經絡之中發癰疽風成發厲浸淫》「身」上有「曰有疽死者奈何，曰」八字，「身」下無「有」字。《千金翼方》卷二十三「身」上有「帝曰有疽死者奈何？岐伯曰」十一字。

❷腓者腨也：《甲乙經》卷十一《寒氣客於經絡之中發癰疽風成發厲浸淫》、《病源》卷三十六《疽候》、《千金翼方》卷二十三無此四字，疑注文竄入。

太陽而汗出病始足脛者先取足陽明而汗出臂太陰可汗出足陽明可汗出故取陰而汗出甚者止之于陽取陽而汗出甚者止之於陰凡刺之害中而不去則精泄不中而去則致氣精泄則病甚而恇致氣則生為癰疽❶也。

槁腊下思亦切齵丘禹切齒蠹也頄逵仇二音面頯也悗音悶腓音肥

○癲狂第二十二

【校勘】

❶疽：本書《九針十二原》、《太素》卷二十六《寒熱雜説》、《甲乙經》卷五《針道》作「瘍」。

目眥外決于面者。爲銳眥。在内近鼻者。爲内眥①。上爲外眥。下爲内眥。癲疾始生。先不樂。頭重痛。視舉目赤②。甚作極。已而煩心。候之于顔。取手太陽陽明太陰。血變而止。癲疾始作。而引口啼呼喘悸者。候之手陽明太陽。左強者。攻其右。右強者。攻其左。血變而止。癲疾始作。先反僵。因而脊痛。候之足太陽陽明太陰手太陽。血變而止。治癲疾者。常與之居。察其所

【校勘】

①爲内眥：《太素》卷三十《目痛》、《甲乙經》卷十二《足太陽陽明手少陽脉動發目病》、《千金要方》卷六《目病》無此三字。

②視舉目赤甚：《甲乙經》卷十一《陽厥大驚發狂癇》作「直視，舉目赤甚」，《太素》卷三十《癲疾》「甚」作「其」，屬下讀。

當取之處病至視之有過者寫之置其血于瓠壺之中至其發時血獨動矣不動灸窮骨二十壯窮骨者骶骨也骨癲疾者顑❶齒諸腧分肉皆滿而骨居❷汗出煩悗嘔多沃❸沫氣下泄不治筋癲疾者身倦攣急大❹刺項大經之大杼脉❺嘔多沃沫氣下泄不治脉癲疾者暴仆四肢之脉皆脹而縱脉滿盡刺之出血不滿灸之挾項太陽灸帶脉于腰相去三寸諸

【校勘】

❶顑：《太素》卷三十《癲疾》作「頷」。

❷骨居：《甲乙經》卷十一《陽厥大驚發狂癇》作「骨倨強直」。

❸沃：《太素》卷三十《癲疾》、《甲乙經》卷十一《陽厥大驚發狂癇》、《千金要方》卷十四《風癲》作「涎」。爲是。

❹大：《甲乙經》卷十一《陽厥大驚發狂癇》、《千金要方》卷十四《風癲》「大」上有「脉」字。當據補。

❺脉：《甲乙經》卷十一《陽厥大驚發狂癇》、《千金要方》卷十四《風癲》無。當刪。

分肉本輸嘔多沃沫氣下泄不治癲疾者疾發如狂者死不治狂始生先自悲也喜忘苦怒善恐者得之憂饑治之取手太陰陽明血變而止及取足太陰陽明狂始發少臥不饑自高賢也自辯智也自尊貴也善罵詈日夜不休治之取手陽明太陽太陰舌下少陰視之盛者皆取之不盛釋之也狂言驚[1]善笑好歌樂妄行不休者得之大恐治之取手陽明

【校勘】

❶狂言驚：《甲乙經》卷十一《陽厥大驚發狂癇》作「狂，善驚」。《太素》卷三十《驚狂》「言」作「喜」。

太陽太陰狂目妄見耳妄聞善呼者少氣之所生也治之取手太陽太陰陽明足太陰頭兩顑狂者多食善見鬼神善笑而不發于外者得之有所大喜治之取足太陰太陽陽明後❶取手太陰太陽陽明狂而新發未應如此者先取曲泉左右動脉及盛者見血有頃已不已以法取之灸骨骶二十壯風逆暴四肢腫身漯漯唏然時寒饑則煩飽則善變取手

【校勘】

❶後：《太素》卷三十《驚狂》作「復」。

大陰表裏。足少陰陽明之經。肉清取滎。骨清取井經也。厥逆為病也。足暴清。胷若將裂。❶腸若將以刀切之。煩❷而不能食。脉大小皆濇。煖取足少陰。清取足陽明。清則補之。溫則寫之。厥逆腹脹滿。腸鳴。胷滿不得息。取之下胷二脇。欬而動手者。與背腧以手按之立快者是也。內閉不得溲。刺足少陰太陽與骶上以長鍼。氣逆則取其太陰陽明厥❸陰。甚取少陰陽

【校勘】

❶腸：《甲乙經》卷七《六經受病發傷寒熱病》作「腹腸」。《太素》卷三十《厥逆》作「腹」。義勝。

❷煩：《甲乙經》卷七《陽衰發熱厥陽衰發寒厥》作「䐜」。爲是。

❸厥陰：《太素》卷三十《厥逆》、《甲乙經》卷九《三焦約內閉發不得大小便》無「陰」字，「厥」字屬下讀。

明動者之經也。少氣，身漯漯也，言吸吸也，骨痠體重，懈惰不能動，補足少陰。短氣，息短不屬，動作氣索，補足少陰，去血絡也。

倦攣上音權　顑口感切　面晞許几切　黃起行　晞笑也

○熱病第二十三

偏枯，身偏不用而痛，言不變，志不亂，病在分腠之間❶，巨鍼取之，益其不足，損其有餘，乃可復也。痱之為病也，身無痛者，四肢不收，智亂

【校勘】

❶間：《甲乙經》卷十《陽受病發風》、《千金要方》卷八《論雜風狀》「間」下有「溫臥取汗」四字。當據補。

不甚其言微知可治甚則不能言不可治也病先起于陽後入于陰者先取其陽後取其陰浮而取之①熱病三日而氣口靜人迎躁者取之諸陽五十九刺以寫其熱而出其汗實其陰以補其不足者身熱甚陰陽皆靜者勿刺也其可刺者急取之不汗出則泄所謂勿刺者有死徵也熱病七日八日脉口動喘而短②一本作弦者急刺之汗且自出淺刺手③大指間

【校勘】

① 浮而取之：《甲乙經》卷十《陽受病發風》作「必審其氣之浮沉而取之」。

② 短：《太素》卷二十五《熱病說》、《甲乙經》卷七《六經受病發傷寒熱病》作「眩」。義勝。

③ 大：《太素》卷二十五《熱病說》無。

熱病七日八日，脈微小，病者溲血，口中乾，一日半而死，脈代者，一日死。熱病已得汗出，而脈尚躁，喘且復熱，勿刺膚❶，喘甚者死。熱病七日八日，脈不躁，躁❷不散數，後三日中有汗，三日不汗，四日死。未曾汗者，勿腠❸刺之。熱病先膚痛窒鼻充面，取之皮，以第一鍼，五十九❹。苛軫鼻，索皮于肺，不得索之火，火者心也。熱病先身濇倚❺而熱，煩悗，乾脣口嗌❻，取之皮，以第

【校勘】

❶勿刺膚：《太素》卷二十五《熱病説》作「勿庸刺」。爲是。

❷躁：《脈經》卷七《熱病生死期日證》作「喘」。《甲乙經》卷七《六經受病發傷寒熱病》無。

❸腠：《太素》卷二十五《熱病説》作「庸」。爲是。

❹五十九：《甲乙經》卷七《六經受病發傷寒熱病》下有「刺」字。當據補。

❺倚：《甲乙經》卷七《六經受病發傷寒熱病》作「煩」。爲是，當據改。

❻乾脣口嗌：《甲乙經》卷七《六經受病發傷寒熱病》作「脣嗌乾」。爲是。

一鍼五十九❶膚脹口乾寒汗出索脉于心不得索之水水者腎也熱病嗌乾多飲善驚臥不能起❷取之膚肉以第六鍼五十九❶目眥青❸索肉于脾不得索之木木者肝也熱病面青腦痛❹手足躁取之筋間以第四鍼于四逆筋躄目浸索筋于肝不得索之金金者肺也熱病數驚瘛瘲而狂取之脉以第四鍼急寫有餘者癲疾毛髮去索血于心不得索之水水

【校勘】

❶五十九：《甲乙經》卷七《六經受病發傷寒熱病》下有「刺」字。當據補。

❷起：《太素》卷二十五《熱病説》、《脉經》卷七《病可刺證》、《甲乙經》卷七《六經受病發傷寒熱病》作「臥」。爲是。

❸青：《脉經》卷七《病可刺證》、《甲乙經》卷七《六經受病發傷寒熱病》作「赤」。義勝。

❹面青腦痛：《太素》卷二十五《熱病説》、《甲乙經》卷七《六經受病發傷寒熱病》作「而胸脇痛」。《甲乙經》校注：一「《靈樞》作『面青胸痛』」。

者。腎也。熱病身重骨痛。耳聾而好瞑。取之骨以第四鍼。五十九刺。骨病不食。齧齒耳青。索骨于腎。不❶得索之土。土者。脾也。熱病不知所痛。耳聾不能自收。口乾。陽熱甚。陰頗有寒者。熱在髓。死不可治。熱病頭痛。顳顬目瘈脈痛❷善衄。厥熱病也。取之以第三鍼。視有餘不足。寒熱痔。熱病。體重腸中熱。取之以第四鍼。於其腧及下諸指間。索氣于胃。胳❸得氣也。熱病

【校勘】

❶不：《太素》卷二十五《熱病説》、《脉經》卷七《病可刺證》無。

❷目瘈脉痛：《太素》卷二十五《熱病説》作「目瘈脉」。《甲乙經》卷七《六經受病發傷寒熱病》、《脉經》卷七《病可刺證》作「目脉緊」。

❸胳：《太素》卷二十五《熱病説》、《脉經》卷七《病可刺證》、《甲乙經》卷七《六經受病發傷寒熱病》作「絡」。爲是。

挾臍急痛，胷脇滿，取之湧泉與陰陵泉，取[1]以第四鍼，鍼嗌裏。熱病而汗且出，及[2]脉順可汗者，取之魚際、大淵、大都、大白，寫之則熱去，補之則汗，汗出大甚，取内踝上横脉[3]以止之。熱病已得汗而脉[4]尚躁盛，此陰脉[5]之極也，死；其得汗而脉静者，生。熱病者，脉尚盛躁而不得汗者，此陽脉之極也，死；脉盛躁，得汗静者，生。熱病不可刺者[6]有九：一曰，汗不出，大顴發

【校勘】

[1] 取：《太素》卷二十五《熱病説》、《脉經》卷七《病可刺證》、《甲乙經》卷七《六經受病發傷寒熱病》無。當刪。

[2] 及：《脉經》卷七《病可刺證》作「反」。

[3] 脉：《脉經》卷七《病可刺證》作「文」。

[4] 尚：《太素》卷二十五《熱病説》作「常」。

[5] 陰脉：《脉經》卷七《熱病陰陽交并少陰厥逆陰陽竭盡生死證》「陰」作「陽」。《千金要方》卷二十八《診百病死生要訣》「脉」作「氣」。

[6] 不可刺者：《甲乙經》卷七《六經受病發傷寒熱病》、《外臺》卷一《諸論傷寒》作「死候」。

赤噦者死。二曰泄而腹滿甚者死。三曰目不明、熱不已者死。四曰老人嬰兒、熱而腹滿者死。五曰汗不出、嘔下血者死。六曰舌本爛、熱不已者死。七曰欬而衄、汗不出、出不至足者死。八曰髓熱者死。九曰熱而痙者死❶。腰折瘛瘲、齒噤齘也。凡此九者、不可刺也。所謂五十九刺者、兩手外內側各三、凡十二痏。五指間各一、凡八痏、足亦如是。頭入髮一寸傍三分

【校勘】

❶死：《太素》卷二十五《熱病說》、《甲乙經》卷七《六經受病發傷寒熱病》「死」下有「熱而痙者」疊句。

各三。凡六痏。更入髮❶三寸邊五。凡十痏。耳前後口下❷者各一。項中一。凡六痏。巔上一。顖會一。髮際一。廉泉一。風池❸二。天柱二。氣滿胷中喘息。取足太陰大指之端。去爪甲如薤葉。寒則留之。熱則疾之。氣下乃止。心疝暴痛。取足太陰厥陰。盡刺去其血絡。喉痺舌卷。口中乾。煩心。心痛。臂內廉痛。不可及頭。取❹手小指次指爪甲下。去端如韭葉❺。目中赤痛。從內眥始。

【校勘】

❶髮：《甲乙經》卷七《六經受病發傷寒熱病》作「髮際」。

❷下：《甲乙經》卷七《六經受病發傷寒熱病》校注作「已下」。可參。

❸顖會一……天柱二：《太素》卷二十五《熱病説》、《脉經》卷七《病可刺證》無此十五字。

❹取：《甲乙經》卷九《寒氣客於五藏六府發卒心痛胸痹心疝三蟲》「取」下有「關衝在」三字。

❺葉：《甲乙經》卷九《寒氣客於五藏六府發卒心痛胸痹心疝三蟲》「葉」下有「許」字。

取之陰蹻。風痙身反折。先取足太陽及膕中及血絡出血。中有寒。取三里。癃取之陰蹻及三毛上及血絡出血。男子如蠱。女子如怚。身體腰脊如解。不欲飲食。先取湧泉見血。視跗上盛者。盡見血也。

痱音肥 痙巨井切 噤巨禁切 齘音介

○厥病第二十四

厥頭痛。面若腫起而煩心。取之足陽明太陰。

厥頭痛。頭脉痛。心悲善泣。視頭動脉反盛者。刺盡去血。後調足厥陰。厥頭痛。貞貞❶頭重而痛。寫頭上五行。行五。先取手少陰。後取足少陰。厥頭痛。意善忘。按之不得。取頭面左右動脉。後取足太陰。厥頭痛。項先痛。腰脊爲應。先取天柱。後取足太陽。厥頭痛。頭痛甚。耳前後脉湧有熱。一本云有動脉寫❷出其血。後取足少陽。眞頭痛。頭痛甚。腦盡痛。手足寒至節。死不治。頭

【校勘】

❶貞貞：《甲乙經》卷九《大寒内迫骨髓陽逆發頭痛》作「員員」。

❷寫出：《甲乙經》卷九《大寒内迫骨髓陽逆發頭痛》作「先瀉」。

痛不可取于腧者有所擊墮惡血在于內若①肉傷痛未已可則刺不可遠取也頭痛不可刺者大痺爲惡日作者可令少愈不可已頭半寒痛先取手少陽陽明後取足少陽陽明

厥心痛與背相控②善瘈如從後觸其心傴僂者腎心痛也先取京骨崑崙發狂不已③取然谷厥心痛腹脹胷滿④心尤痛甚胃心痛也取之大都大白厥心痛痛如以錐鍼刺其心心

【校勘】

① 肉：《太素》卷二十六《厥頭痛》、《甲乙經》卷九《大寒內迫骨髓陽逆發頭痛》作「內」。

② 控：《甲乙經》卷九《寒氣客於五藏六府發卒心痛胸痹心疝三蟲》、《千金要方》卷十三《心腹痛》作「引」。

③ 發狂不已：《甲乙經》卷九《寒氣客於五藏六府發卒心痛胸痹心疝三蟲》作「發針立已」，「不已」屬下讀。

④ 腹脹胸滿：《甲乙經》卷九《寒氣客於五藏六府發卒心痛胸痹心疝三蟲》「腹脹」上有「暴瀉」二字，「脹」下無「胸」字。

痛甚者。脾心痛也。取之然谷大谿。厥心痛。色蒼蒼如❶死狀。終日不得太息。肝心痛也。取之行間大衝。厥心痛。臥若徒❷居。心痛間。動作痛益甚。色不變。肺心痛也。取之魚際大淵。眞心痛。手足青至節。心痛甚。旦發夕死。夕發旦死。心痛不可刺者。中有盛聚。不可取于腧。腸中有蟲瘕及蛟蛕。皆不可取以小鍼。心腸❸痛。憹作痛腫聚❹。往來上下行。痛有休止。腹熱喜渴

【校勘】

❶死：《千金要方》卷十三《心腹痛》「死」下有「灰」字。義勝。

❷徒：《太素》卷二十六《厥頭痛》作「徙」。義勝。

❸腸：《脉經》卷六《心手少陰經病證》、《甲乙經》卷九《寒氣客於五藏六府發卒心痛胸痹心疝三蟲》、《千金要方》卷十三《心腹痛》作「腹」。爲是。

❹作痛腫聚：《脉經》卷六《心手少陰經病證》、《千金要方》卷十三《心腹痛》作「懊發作腫聚」。可參。

涎出者。是蛟蛕也。以手聚按而堅持之。無令得移。以大鍼刺之。久持之。蟲不動。乃出鍼也。𢙭腹憹痛。形中上者。耳聾無聞。取耳中。耳鳴取耳前動脉。耳痛不可刺者。耳中有膿若有乾耵聹。耳無聞也。耳聾取手[1]小指次指爪甲上與肉交者。先取手。後取足。耳鳴取手中指爪甲上。左取右。右取左。先取手。後取足[2]。足髀不可舉。側而取之。在樞合中。以員利鍼。大鍼

【校勘】

[1] 手：《太素》卷三十《耳聾》「手」上有「足」字。爲是。

[2] 足：《太素》卷三十《髀疾》無。義勝。

不可刺。病注下血，取曲泉。風痹淫濼，病不可已者，足如履冰，時如入湯中，股脛淫濼，煩心頭痛，時嘔時悗，眩已汗出，久則目眩，悲以喜恐，短氣不樂，不出三年死也。

貞貞都耕切 憹乃老切 恙音烹 耵聹上都領切耳中垢也下乃頂切

○病本第二十五

先病而後逆者，治其本；先逆而後病者，治其本。先寒而後生病者。治其本。先病而後生寒者。治其本。先熱而後生病者。治其本❶。先泄而後生他病者。治其本。必且❷調之。乃治其他病。先病而後中滿者。治其標。先病後泄者。治其❸本。先中滿而後煩心者。治其本。有客氣。有同❹氣。大小便不利。治其標。大小便利。治其本。病發而有餘。本而標之。先治其本。後治其標。病發而不足。標而本之。先治其標。後治其本。謹

【校勘】

❶本：《甲乙經》卷六《逆順病本末方宜形態大論》「本」下有「先病而後生熱者，治其本」。當據補。

❷且：《甲乙經》卷六《逆順病本末方宜形態大論》作「先」。可參。

❸先病後泄者治其本：《素問·標本病傳論》、《甲乙經》卷六《逆順病本末方宜形態大論》在「先泄後病」之前。可參。

❹同：《甲乙經》卷六《逆順病本末方宜形態大論》校注：「一作固。」《素問·標本病傳論》新校正引全元起本亦作「固」。爲是。

詳❶察間甚。以意調之。間者并行。甚爲❷獨行。先小大便不利而後生他病者。治其本也。

○雜病第二十六

厥挾脊而痛者。至頂。頭沈沈然。目䀮䀮然。腰脊強。取足太陽膕中血絡。厥胷滿面腫。脣漯漯然。暴言難。甚則不能言。取足陽明。厥氣走喉而不能言。手足清。大便不利。取足少陰。厥而腹嚮嚮❸然。多寒氣。腹中穀穀。便溲難。取足

【校勘】

❶詳：《甲乙經》卷六《逆順病本末方宜形態大論》、《素問·標本病傳論》無。

❷爲：《甲乙經》卷六《逆順病本末方宜形態大論》、《素問·標本病傳論》作「者」。爲是。

❸嚮嚮：《甲乙經》卷七《陰衰發熱厥陽衰發寒厥》作「膨膨」。爲是。

太陰。嗌乾。口中熱如膠。取足少陰❶。膝中痛。取犢鼻。以員利鍼。發❷而間之。鍼大如氂。刺膝無疑。喉痺不能言。取足陽明。能言。取手陽明。瘧不渴。間日而作。取足陽明。渴而日❸作。取手陽明❹。齒痛不惡清飲。取足陽明。惡清飲。取手陽明。聾而不痛者。取足少陽。聾而痛者。取手陽明。衄而不止。衃血流。取足太陽。衃血。取手太陽。不已。刺宛骨下。不已。刺膕中出血。腰痛。痛

【校勘】

❶陰：《甲乙經》卷七《六經受病發傷寒熱病》作「陽」。

❷發：《太素》卷三十《痛篇》、《甲乙經》卷十《陰受病發痹》「發」上疊有「針」字。當據補。

❸日：《太素》卷二十五《十二瘧》、《甲乙經》卷七《陰陽相移發三瘧》「日」上有「間」字。當據補。

❹手陽明：《素問·刺腰痛》、《太素》卷二十五《十二瘧》作「足少陽」。

上寒。取❶足太陽陽明❷痛。上❸熱。取足厥陰。不可以俛仰。取足少陽。中熱而喘。取足少陰膕中血絡。喜怒而不欲食。言益小❹。刺足太陰。怒而多言。刺足少陽。顑痛。刺手陽明與顑之盛脉出血。項痛不可俛仰。刺足太陽。不可以顧。刺手太陽也。❺小腹滿大。上走胃至心。淅淅身時寒熱。小便不利。取足厥陰。腹滿。大便不利。腹大。亦上走胸嗌。喘息喝喝然。取足少❻陰。腹滿

【校勘】

❶取：《素問·刺腰痛》、《聖濟總録》卷一百九十四《治腰痛灸刺法》作「刺」。

❷陽明：《太素》卷三十《腰痛》無此二字。

❸痛：《素問·刺腰痛》、《甲乙經》卷九《腎小腸受病發腹脹腰痛引背少腹控睾》無。

❹小：《太素》卷三十《喜怒》、《甲乙經》卷九《邪在心膽及諸藏府發悲恐太息口苦不樂及驚》作「少」。

❺小：《太素》卷三十《刺腹滿數》作「少」。

❻少陰：《甲乙經》卷九《脾胃大腸受病發腹脹滿腸中鳴短氣》作「少陽」。

食不化。腹響響然。不能大便。取足太陰①。心痛引腰脊。欲嘔。取足少陰。心痛腹脹嗇嗇然。大便不利。取足太陰。心痛引背不得息。刺足少陰。不已。取手少陽②。心痛引③小腹滿。上下無常處。便溲難。刺足厥陰。心痛但短氣不足以息。刺手太陰。心痛。當九節刺之。按已④刺。按之立已。不已。上下求之。得之立已。顑痛。刺足陽明曲周動脈見血。立已。不已。按人迎于經⑤。立已。

【校勘】

①太陰：《甲乙經》卷九《脾胃大腸受病發腹脹滿腸中鳴短氣》作「太陽」。

②少陽：《甲乙經》卷九《寒氣客於五藏六府發卒心痛胸痹心疝三蟲》、《千金要方》卷十三《心虛實》作「少陰」。

③引：《太素》卷二十六《厥心痛》無。

④按已：《太素》卷二十六《厥心痛》作「不已」。爲是。

⑤按人迎於經：《甲乙經》卷九《大寒内薄骨髓陽逆發頭痛》作「按經刺人迎」。義勝。

氣逆上，刺膺中陷者與下胷❶動脈。腹痛，刺臍左右動脈，已刺❷按之，立已；不已，刺氣街，已刺按之，立已。痿厥爲四末束悗，乃疾解之，日二，不仁者，十日而知，無休，病已止。歲以草刺鼻，嚏，嚏而已；無息而疾迎❸引之，立已；大驚之，亦可已。

嚮音響　觳音斛

○周痹第二十七

【校勘】

❶下胸：《甲乙經》卷九《肝受病及衛氣留積發胸脇滿痛》作「脇下」。義勝。

❷已刺：《甲乙經》卷九《脾胃大腸受病發腹脹滿腸中鳴短氣》無。

❸迎：《甲乙經》卷十二《欠噦唏振寒噫嚏嚲泣出太息涎下耳鳴齧舌善忘善饑》無。

黄帝問于岐伯曰。周痺之在身也。上下移徙隨脉[1]。其上下左右相應。間不容空。願聞此痛。在血脉之中邪。將在分肉之間乎。何以致是。其痛之移也。間不及下鍼。其慉痛之時。不及定治。而痛已止矣。何道使然。願聞其故。岐伯荅曰。此衆痺也。非周痺也。黄帝曰。願聞衆痺。岐伯對曰。此各在其處。更發更止。更居更起。以右應左。以左應右。非能周也。更發更休也。

【校勘】

❶脉其：《甲乙經》卷十《陰受病發痺》作「其脉」。當乙正。《太素》卷二十八《痺論》無「其」字，義勝。

黃帝曰善。刺之奈何。岐伯對曰。刺此者。痛雖已止。必刺其處。勿令復起。帝曰善。願聞周痺何如。岐伯對曰。周痺者。在于血脈之中。隨脈以上。隨脈以下。不能左右。各當其所。黃帝曰。刺之奈何。岐伯對曰。痛從上下者。先刺其下以過❶（一作遏下同）之。後刺其上以脫之。痛從下上者。先刺其上以過之。後刺其下以脫之。黃帝曰善。此痛❷安生。何因而有名❸。岐伯對曰。風寒

【校勘】

❶過：《太素》卷二十八《痹論》作「遏」。形近而誤。《甲乙經》卷十《陰受病發痹》作「痛」。可參。

❷痛：《甲乙經》卷十《陰受病發痹》作「病」。

❸何因而有名：《甲乙經》卷十《陰受病發痹》作「因何有名」。

濕氣客于外❶分肉之間。迫切而爲沫。沫❷得寒。則聚。聚則排分肉而分裂也。分裂則痛。痛則神歸之。神歸之則熱。熱則痛解。痛解則厥。厥則他痹發。發則如是。帝曰。善。余已得其意矣。此內不在藏。而外未發于皮。獨居分肉之間。眞氣不能周。故命曰周痹。故刺痹者。必先切循其下之六經❸。視其虛實。及大絡之血結而不通。及虛而脉陷空者而調之。熨而通之。其

【校勘】

❶客于外：《千金要方》卷八《論雜風狀》「客」上有「并」字，「于」下無「外」字。《太素》卷二十八《痹論》、《甲乙經》卷十《陰受病發痹》同。疑衍。

❷沫：《千金要方》卷八《論雜風狀》、《素問·痹論》無。

❸切循其下之六經：《甲乙經》卷十《陰受病發痹》作「循切其上下之大經」。

㾌堅轉引而行之。黃帝曰：善。余已得其意矣。亦得其事也。九者經巽之理，十二經脉陰陽之病也❶。

慉 許六切

○口問第二十八

黃帝閒居，辟左右而問于歧伯曰：余已聞九鍼之經，論陰陽逆順六經已畢，願得口問。歧伯避席再拜曰：善乎哉問也，此先師之所口傳也。黃帝曰：願聞口傳。歧伯荅曰：夫百病之

【校勘】

❶九者經巽……之病也：《甲乙經》卷十《陰受病發痹》無此十五字。

始生也。皆生于風雨寒暑。陰陽喜怒。飲食居處。大驚卒恐。則血氣分離。陰陽破敗[1]。經絡厥[2]絕。脉道不通。陰陽相逆。衛氣稽留。經脉虚空。血氣不次。乃失其常。論不在經者。請道其方。

黄帝曰。人之欠者。何氣使然。岐伯荅曰。衛氣晝日行于陽。夜半則行于陰。陰者主夜。夜者[3]卧。陽者主上。陰者主下。故陰氣積于下。陽氣未盡。陽引而上。陰引而下。陰陽相引。故數欠。

【校勘】

[1] 敗：《太素》卷二十七《十二邪》作「散」。義勝。

[2] 厥絕：《太素》卷二十七《十二邪》作「決厥」。

[3] 卧：《甲乙經》卷十二《欠嚏唏振寒噫嚏嚲泣出太息漾下耳鳴齧舌善忘善饑》「卧」上有「主」字。

陽氣盡陰氣盛則目瞑陰氣盡而陽氣盛則寤矣❶寫足少陰補足太陽黃帝曰人之噦者何氣使然岐伯曰穀入于胃胃氣上注于肺今有故寒氣與新谷氣俱還入于胃新故相亂眞邪相攻氣并相逆復出于胃故爲噦補手太陰寫足少陰❷黃帝曰人之唏者何氣使然岐伯曰此陰氣盛而陽氣虛陰氣疾而陽氣徐陰氣盛而陽氣絕故爲唏補足太陽寫

【校勘】

❶ 矣：《甲乙經》卷十二《欠噦唏振寒噫嚏嚲泣出太息漾下耳鳴齧舌善忘善饑》「矣」下有「腎主欠故」四字。

❷ 補手太陰瀉足少陰：《甲乙經》卷十二《欠噦唏振寒噫嚏嚲泣出太息漾下耳鳴齧舌善忘善饑》作「肺主噦，故補手太陰，瀉足太陰」。可參。

足少陰。黄帝曰。人之振寒者。何氣使然。岐伯曰。寒氣客于皮膚。陰氣盛。陽氣虚。故爲振寒寒慄。補諸陽。黄帝曰。人之噫者。何氣使然。岐伯曰。寒氣客于胃。厥逆從下上散。復出于胃。故爲噫。補足太陰陽明。一曰補眉本也❶。黄帝曰。人之嚏者。何氣使然。岐伯曰。陽氣和利。滿于心。出于鼻。故爲嚏。補足太陽榮眉本。一曰眉上也❷。黄帝曰。人之嚲者。何氣使然。岐伯曰。

【校勘】

❶ 一曰補眉本也：此六字疑爲後人注文竄入正文。當删。

❷ 一曰眉上也：《甲乙經》卷十二《欠嚏唏振寒噫嚏嚲泣出太息漾下耳鳴齧舌善忘善饑》作「一云眉上也」，爲注文。

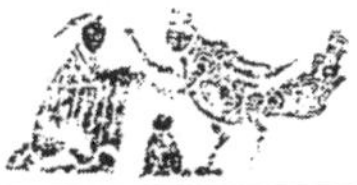

胃不實則諸脉虛，諸脉虛則筋脉懈惰，筋脉懈惰則行陰用力，氣不能復，故爲嚲。因其所在①，補分肉間。黄帝曰：人之哀而泣涕②出者，何氣使然？岐伯曰：心者，五藏六府之主也；目者，宗脉之所聚也，上液之道也；口鼻者，氣之門戶也。故悲哀愁憂則心動，心動則五藏六府皆摇，摇則宗脉感，宗脉感則液道開，液道開故泣涕出焉。液者，所以灌精濡空竅者也，故

【校勘】

①因其所在：此四字疑爲後人注文竄入正文。

②出：據文例，「出」下疑脱「目無所見」四字。

上液之道開則泣泣不止則液竭液竭則精不灌精不灌則目無所見矣故命曰奪精補天柱經俠頸黃帝曰人之太息者何氣使然歧伯曰憂思則心系急心系急則氣道約約則不利故太息以伸出之補手少陰心主足少陽留之也黃帝曰人之涎下者何氣使然歧伯曰飲食者皆入于胃胃中有熱則蟲動蟲動則胃緩胃緩則廉泉開故涎下補足少

陰黃帝曰：人之耳中鳴者，何氣使然？岐伯曰：耳者宗脈之所聚也，故胃中空則宗脈虛，虛則下溜，脈有所竭者，故耳鳴。補客主人、手大指爪❶甲上與肉交者也。黃帝曰：人之自齧舌者，何氣使然？此厥逆走上，脈氣輩❷至也。少陰氣至則齧舌，少陽氣至則齧頰，陽明氣至則齧脣矣。視主病者則補之。凡此十二邪者，皆奇邪之走空竅者也。故邪之所在，皆爲不足。

【校勘】

❶爪：《甲乙經》卷十二《欠噦唏振寒噫嚏嚲泣出太息漾下耳鳴齧舌善忘善饑》無。

❷輩：《甲乙經》卷十二《欠噦唏振寒噫嚏嚲泣出太息漾下耳鳴齧舌善忘善饑》作「皆」。

故上氣不足。腦爲之不滿。耳爲之苦鳴①。頭爲之苦②傾。目爲之眩。中氣不足。溲便爲之變。腸爲之苦鳴。下氣不足。則乃爲痿厥心悗③。補足外踝下留之。黃帝曰。治之奈何。岐伯曰。腎主爲欠。取足少陰。肺主爲噦。取手太陰足少陰。唏者。陰與陽絕④。故補足太陽。寫足少陰。振寒者。補諸陽。噫者。補足太陰陽明。嚏者。補足太陽眉本。嚲因其所在。補分肉間。泣出補天柱

【校勘】

① 苦：《太素》卷二十七《十二邪》、《甲乙經》卷十二《欠噦唏振寒噫嚏嚲泣出太息涕下耳鳴齧舌善忘善饑》作「善」。

② 苦：《太素》卷二十七《十二邪》、《甲乙經》卷十二《欠噦唏振寒噫嚏嚲泣出太息涕下耳鳴齧舌善忘善饑》無。

③ 心悗：《太素》卷二十七《十二邪》作「足悶」。

④ 陰與陽絕：《甲乙經》卷十二《欠噦唏振寒噫嚏嚲泣出太息涕下耳鳴齧舌善忘善饑》、《太素》卷二十七《十二邪》楊上善注作「陰盛陽絕」，與前後文例合。

經俠頸。俠頸者。頭中分也。太息。補手少陰心主。足少陽留之。涎下。補足少陰。耳鳴。補客主人。手大指爪甲上與肉交者。自齧舌。視主病者。則補之。目眩頭傾。補足外踝下留之。痿厥心悗。刺足大指間上二寸留之❶。一曰足外踝下留之。

【校勘】

❶刺足大指間上二寸留之：《甲乙經》卷十二《欠嚏唏振寒噫嚔嚲泣出太息涎下耳鳴齧舌善忘善饑》作「急刺足大指上二寸留之」。

黃帝素問靈樞經卷之五

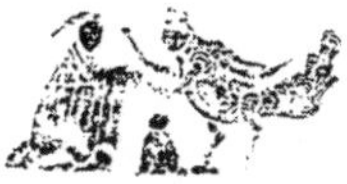

黃帝素問靈樞經卷之六

○師傳第二十九

黃帝曰余聞先師有所心藏弗著于方余願聞而藏之則而行之上以治民下以治身使百姓無病上下和親德澤下流子孫無憂傳于後世無有終時可得聞乎歧伯曰遠乎哉問也夫治民與自治治彼與治此治小與治大治國與治家未有逆而能治之也夫惟順

而巳矣順者非獨陰陽脉論[1]氣之逆順也百姓人民皆欲順其志也黄帝曰順之奈何歧伯曰入國問俗入家問諱上堂問禮臨病人問所便黄帝曰便病人奈何歧伯曰夫中熱消癉則便寒寒中之屬則便熱胃中熱則消穀令人縣心善饑臍以上皮熱腸中熱則出黄如糜臍以下皮寒[2]胃中寒則腹[3]脹腸中寒則腸鳴飧泄胃中寒腸中熱則脹而且泄胃

【校勘】

❶論：《太素》卷二《順養》楊上善注無。義勝。

❷寒：據文義，疑爲「熱」之誤。

❸腹：《太素》卷二《順養》、《甲乙經》卷六《逆順病本末方宜形志大論》作「䐜」。

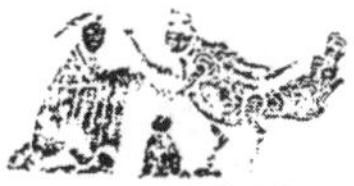

中熱腸中寒則疾饑❶小腹痛脹黃帝曰胃欲寒❷饑腸欲熱飲兩者相逆便❸之奈何且夫王公大人血食之君驕恣從欲輕人而無能禁之禁之則逆其志順之則加其病便之奈何治之何先歧伯曰人之情莫不惡死而樂生告之以其敗❹語之以其❺善導❻之以其所便開之以其所苦雖有無道之人惡有不聽者乎黃帝曰治之奈何歧伯曰春夏先治其標後

【校勘】

❶小：《太素》卷二《順養》作「少」。

❷饑：《太素》卷二《順養》、《甲乙經》卷六《逆順病本末方宜形志大論》作「飲」。

❸便：《甲乙經》卷六《逆順病本末方宜形志大論》作「治」。義勝。

❹敗：《太素》卷二《順養》作「馭」。

❺善：《太素》卷二《順養》作「道」。義勝。

❻導：《太素》卷二《順養》作「示」。

治其本秋冬先治其本後治其標黃帝曰便
其相逆者奈何岐伯曰便此者食飲衣服亦
欲適寒溫寒無凄愴暑無出汗食飲者熱無
灼灼寒無滄滄寒溫中適故氣將持乃不致
邪僻也黃帝曰本藏以身形支節䐃肉候五
藏六府之小大焉今夫王公大人臨朝即位
之君而問焉誰可捫循之而後荅乎岐伯曰
身形支節者藏府之蓋也非面部之閱也黃

帝曰五藏之氣閱于面者余已知之矣以肢節知而閱之奈何岐伯曰五藏六府❶者肺為之蓋巨肩陷咽候見其外黃帝曰善岐伯曰五藏六府❷心為之主缺盆為之道骷❸骨有餘以候髃骬黃帝曰善岐伯曰肝者主為將使之候外欲知堅固視目小大黃帝曰善岐伯曰脾者主為衛使之迎糧視脣舌好惡以知吉凶黃帝曰善岐伯曰腎者主為外❹使之遠

【校勘】

❶六府：《甲乙經》卷一《五藏六府陰陽表裏》無此二字。

❷黃帝……五藏六府：《甲乙經》卷一《五藏六府陰陽表裏》無此十一字。

❸骷：《甲乙經》卷一《五藏六府陰陽表裏》作「骺」。

❹外：《太素》卷二十九《津液》作「水」。義勝。

聽。視耳好惡。以知其性黃帝曰善。願聞六府之候。岐伯曰。六府者胃爲之海廣骸大頸張胷。五穀乃容。鼻隧以長以候大腸。脣厚人中長。以候小腸目下①果大。其膽乃橫。鼻孔在外膀胱漏泄。鼻柱中央起。三焦乃約。此所以候六府者也。上下三等。藏安且良矣。便（平聲）

○決氣第三十

黃帝曰。余聞人有精氣津液血脉。余意以爲

【校勘】

①果：《甲乙經》卷一《五藏六府陰陽表裏》作「裹」。義同。

一氣耳。今乃辨爲六名。余不知其所以然❶。岐伯曰。兩神相搏。合而成形。常先身生。是謂精。何謂氣。岐伯曰。上焦開發。宣五穀味。熏膚充身。澤毛。若霧露之溉。是謂氣。何謂津。岐伯曰。腠理發泄。汗出溱溱。是謂津。何謂液。岐伯曰。穀入❷。氣滿。淖澤注于骨。骨屬屈伸。洩澤補益腦髓。皮膚潤澤。是謂液。何謂血。岐伯曰。中焦受氣。取汁變化而赤。是謂血。何謂脉。岐伯曰。

【校勘】

❶所以然：《太素》卷二《六氣》「所以」下有「願聞何謂精」五字，無「然」字。

❷入：《太素》卷二《六氣》無。

壅遏營氣令無所避是謂脉黄帝曰六氣者有餘不足氣❶之多少腦髓之虚實血脉之清濁何以知之岐伯曰精脱者耳聾氣脱者目不明津脱者腠理開汗大泄液脱者骨屬屈伸不利色夭腦髓消脛痠耳數鳴血脱者色白夭然不澤其❷脉空虚此其候也黄帝曰六氣者貴賤何如岐伯曰六氣者各有部主也其貴賤善惡可爲常主然五穀與胃爲大海

【校勘】

❶氣：據文義，「氣」上疑脱「精」字。

❷其：《甲乙經》卷一《陰陽清濁精氣津液血脉》「其」上有「脉脱者」三字，與文例合。爲是。

也。

溱音臻

○腸胃第三十一

黄帝問于伯高曰。余願聞六府傳穀者腸胃之小大長短。受穀之多少奈何。伯高曰。請盡言之。穀所從出入淺深遠近長短之度。脣至齒長九分。❶口廣二寸半。齒以後至會厭深三寸半。大容五合。舌重十兩。長七寸。廣二寸半。咽門重十兩。廣一寸半。❷至胃長一尺六寸。胃

【校勘】

❶口：《甲乙經》卷二《骨度腸度腸胃所受》無。

❷一寸半：《太素》卷十三《腸度》、《甲乙經》卷二《骨度腸度腸胃所受》作「二寸半」。

紆曲屈伸之長。二尺六寸。大一尺五寸。徑五寸。大容三斗五升。小腸後附脊左環。迴周疊積。其注于迴腸者。外附于臍上。迴運環十六曲。大二寸半。徑八分分之少半。長三丈二尺。迴腸當臍❶左環。迴周葉積而下。迴運環反十六曲。大四寸。徑一寸寸之❷少半。長二丈一尺。廣腸傳❸脊。以受迴腸。左環葉脊❹上下辟。大八寸。徑二寸寸之❷大半。長二尺八寸。腸胃所入

【校勘】

❶左：《難經·四十二難》、《素問·奇病論》王冰注作「右」。

❷寸之：《太素》卷十三《腸度》無此二字。

❸傳：《太素》卷十三《腸度》作「傅」。《素問·奇病論》王冰注作「附」。「傅」、「附」義通。

❹脊：《太素》卷十三《腸度》、《甲乙經》卷二《骨度腸度腸胃所受》作「積」。《素問·奇病論》王冰注同。

至所出長六丈四寸四分廻曲環反三十二曲也

○平人絶穀第三十二

黄帝曰願聞人之不食七日而死何也伯高曰臣請言其故胃大一尺五寸徑五寸長二尺六寸橫屈受水穀三斗五升其中之穀常留二斗水一斗五升❶而滿上焦泄氣出其精微慓悍滑疾下焦下漑諸腸小腸大二寸半

【校勘】

❶五升：《太素》卷十三《腸度》無此二字。

徑八分分之少半。長三丈二尺。受穀二斗四升。水六升三合合之大半。迴腸大四寸。徑一寸寸之❶少半。長二丈一尺。受穀一斗。水七升半。廣腸大八寸。徑二寸寸之❶大半。長二尺八寸。受穀九升三合八分合之一。腸胃之長。凡五丈八尺四寸。受水穀九斗二升一合合之大半。此腸胃所受水穀之數也。平人則不然。胃滿則腸虛。腸滿則胃虛。更虛更滿。故氣得

【校勘】

❶寸之：《太素》卷十三《腸度》無此二字。

上下。五藏安定。血脉和利。精神乃居。故神者。水穀之精氣也。故腸胃之中。當留穀二斗❶。水一斗五升。故平人日再後。後二升半。一日中五升。七日五七三斗五升。而留水穀盡矣。故平人不食飲七日而死者。水穀精氣❷津液皆盡故也。

○海論第三十三

黃帝問于岐伯曰。余聞刺法于夫子。夫子之

【校勘】

❶當留穀二斗：《太素》卷十三《腸度》、《甲乙經》卷二《骨度腸度腸胃所受》「當」作「常」，「二斗」下有「四升」二字。

❷精氣：《難經·四十三難》無此二字。

所言。不離于營衛血氣。夫十二經脉者。內屬于府藏。外絡于肢節。夫子乃合之于四海乎。岐伯荅曰。人亦有四海。十二經水。經水者。皆注于海。海有東西南北。命曰四海。黃帝曰。以人應之奈何。岐伯曰。人有髓海。有血海。有氣海。有水穀之海。凡此四者。以應四海也。黃帝曰。遠乎哉。夫子之合人天地四海也。願聞應之奈何。岐伯荅曰。必先明知陰陽表裏榮輸所在。四海定矣。黄帝曰。定之柰何。岐伯曰。胃者水穀之海。其輸上在氣街。下至三里。衝脉者。爲十二經之海。其輸上在于大杼。下出于巨虚之上下廉。膻中者。爲氣之海。其輸上在于柱骨之上下。前在于人迎。腦爲髓之海。其輸上在于其蓋。下在風府。黄帝曰。凡此四海者。何利何害。何生何敗。岐伯曰。得順者生。得逆者敗。知調者利。不知調者害。黄帝曰。四海之逆順奈何。岐伯曰。氣海有餘者。氣滿胷中。悗息面赤。氣海不足。則氣少不足以言。血海有餘。則常想其身大。怫然不知其所病。血海不足。亦常想其身小。狹然不知其所病。水穀之海有餘。則腹滿❶。水穀之海不足。則饑不受穀食。髓海有餘。則輕勁多力。自過其度。髓海不足。則腦轉耳鳴。脛痠眩冒。目無所見。懈怠安臥。黃帝曰。余已聞逆順。調之奈何。岐伯曰。審

【校勘】

❶腹滿：《太素》卷五《四海合》作「腹滿脹」，《甲乙經》卷一《四海》作「腹脹滿」。

守其輸。而調其處實。無犯其害。順者得復。逆者必敗。黃帝曰善。

○五亂第三十四

黃帝曰。經脈十二者。別爲五行。分爲四時。何失而亂。何得而治。岐伯曰。五行有序。四時有分。相順則治。相逆則亂。黃帝曰。何謂相順❶。岐伯曰。經脈十二者。以應十二月。十二月者。分爲四時。四時者。春秋冬、夏。其氣各異。營衛相

【校勘】

❶順：《甲乙經》卷六《陰陽清濁順治逆亂大論》「順」下有「而治」二字。當據補。

隨陰陽已❶和清濁不相干如是則順之而治
黄帝曰何謂逆而亂岐伯曰清氣在陰濁氣
在陽營氣順脉衛氣逆行清濁相干亂于胷
中是謂大悗故氣亂于心則煩心密嘿俛首
靜伏亂于肺則俛仰喘喝接❷手以呼亂于腸
胃則爲霍亂亂于臂脛則爲四厥亂于頭則
爲厥逆頭重眩仆黄帝曰五亂者刺之有道
乎岐伯曰有道以來有道以去審知其道是

【校勘】

❶已和：《甲乙經》卷六《五藏六府官》作「相合」。義勝。

❷接：《甲乙經》卷六《五藏六府官》作「按」。義勝。

謂身寶。黃帝曰。善。願聞其道。岐伯曰。氣在于心者。取之手少陰心主之輸。氣在於肺者。取之手太陰滎❶足少陰輸。氣在于腸胃者。取之足太陰陽明。不下者。取之三里。氣在于頭者。取之天柱大杼。不知。取足太陽滎輸。氣在于臂足。取之先去❷血脉。後取其陽明少陽之滎輸。黃帝曰。補寫奈何。岐伯曰。徐入徐出。謂之導氣。補寫無形。謂之同精。是非有餘不足也。

【校勘】

❶足：《甲乙經》卷六《五藏六府官》「足」上有「手」。

❷取之先去：《太素》卷十二《營衛氣行》、《甲乙經》卷六《五藏六府官》無此四字。

亂氣之相逆也。黃帝曰。允乎哉道。明乎哉論。請著之玉版。命曰治亂也。

〇脹論第三十五

黃帝曰。脉之應于寸口。如何而脹。岐伯曰。其脉大堅以濇者。脹也。黃帝曰。何以知藏府之脹也。岐伯曰。陰爲藏。陽爲府。黃帝曰。夫氣之令人脹也。在于血脉之中耶。藏府之内乎。岐伯曰。三（一云二字）者皆存焉。然非脹之舍也。黃帝曰。願聞脹之舍。歧伯曰。夫脹者。皆在于藏府之外。排藏府而郭胸脇。脹皮膚。故命曰脹。黄帝曰。藏府之在胸脇腹裏之内也。若匣匱之藏禁器也。各有次舍。異名而同處。一域之中。其氣各異。願聞其故。黄帝曰。未解其意。再問。①歧伯曰。夫胸腹。藏府之郭也。膻中者。心主之宮城也②。胃者。太倉也。咽喉小腸③者。傳送④也。胃之五竅者。閭里門戸也。廉泉玉英者。津液之

【校勘】

①黄帝曰未解其意再問：《太素》卷二十九《脹論》、《甲乙經》卷八《五藏六府脹》無此九字。文例不相貫，「黄帝曰再問」五字當刪。

②心主之宮城也：《太素》卷二十九《脹論》作「心主之宮也」。《甲乙經》卷八《五藏六府脹》作「心主之中宮也」。

③小腸：《甲乙經》卷八《五藏六府脹》作「少腹」。

④送：《太素》卷二十九《脹論》、《甲乙經》卷八《五藏六府脹》作「道」。

道也。故五藏六府者。各有畔界。其病各有形狀。營氣循脉。衛氣逆爲脉脹。衛氣並脉循分❶爲膚脹。三里而寫。近者一下。遠者三下。無問虛實。工在疾寫。黃帝曰。願聞脹形。岐伯曰。夫心脹者。煩心短氣。臥不安。肺脹者。虛滿而喘欬。肝脹者。脇下滿而痛引小腹。脾脹者。善噦。四肢煩悗❷。體重不能勝衣。臥不安。腎脹者。腹滿引背。央央然腰髀❸痛。六府脹❹。胃脹者。腹滿。

【校勘】

❶分：《甲乙經》卷八《五藏六府脹》「分」下有「肉」字。

❷煩悗：《太素》卷二十九《脹論》、《脉經》卷六《脾足太陰經病證》作「急」。義勝。

❸央央然腰髀：《太素》卷二十九《脹論》「央央然」作「怏然」。

❹六府脹：《甲乙經》卷八《五藏六府脹》無此三字。

胃脘痛。鼻聞焦臭。妨于食。大便難。大腸脹者。腸鳴而痛濯濯❶。冬日重感于寒。則飧泄不化❷。小腸脹者。少腹䐜脹。引腰而痛。膀胱脹者。少腹滿而氣癃。三焦脹者。氣滿于皮膚中❸。輕輕然而不堅。膽脹者。脇下痛脹。口中苦。善太息。

凡此諸脹者。其道在一。明知逆順。鍼數不失。寫虛補實。神去其室。致邪失正。真不可定。麤之所敗。謂之夭命。補虛寫實。神歸其室。久塞

【校勘】

❶濯濯：《脉經》卷六《大腸手陽明經病證》、《千金要方》卷十八《大腸府脉論》無此二字。

❷冬日重感……不化：《脉經》卷六《脾足太陰經病證》作「寒則泄，食不化」。

❸中：《脉經》卷六《三焦手少陽經病證》、《千金要方》卷二十《三焦脉論》無。

其空。謂之良工。黃帝曰。脹者焉生。何因而有。岐伯曰。衛氣之在身也。常然並脉。循分肉。行有逆順。陰陽相隨。乃得天和。五藏更始。四時循序。五穀乃化。然後厥氣在下。營衛留止。寒氣逆上。眞邪相攻。兩氣相搏。乃合爲脹也。黃帝曰。善。何以解惑。岐伯曰。合之于眞。三合而得。帝曰。善。黃帝問于岐伯曰。脹論❶言無問虛實。工在疾寫。近者一下。遠者三下。今有其三

【校勘】

❶脹論：《靈樞校勘記》顧氏云：「『脹論』二字誤，當作『夫子』」。爲是。

而不下者。其過焉在。岐伯對曰。此言陷于肉肓❶。而中氣穴者也。不中氣穴。則氣内閉。鍼不陷肓❶。則氣不行。上❷越中肉。則衛氣相亂。陰陽相逐❸。其于脹也。當寫不寫。氣故不下。三而不下。必更其道。氣下乃止。不下復始。可以萬全。烏有殆者乎。其于脹也。必審其胗。當寫則寫。當補則補。如鼓應桴。惡有不下者乎。

○五癃津液別❹第三十六

【校勘】

❶肓：當作「肓」，形近而誤。

❷上：《太素》卷二十九《脹論》作「不」。

❸逐：《太素》卷二十九《脹論》作「遂」。《甲乙經》卷八《五藏六府脹》作「逆」。爲是。

❹五癃津液別：《甲乙經》卷一篇名作「津液五別」。可從。

黄帝問于岐伯曰。水穀入于口。輸于腸胃。其液別爲五。天寒衣薄則爲溺與氣。天熱❶衣厚則爲汗。悲哀氣幷則爲泣。中熱胃緩則爲唾。邪氣内逆。則氣爲之閉塞而不行。不行則爲水脹。余知其然也。不知其何由生。願聞其道。

岐伯曰。水穀皆入于口。其味有五。各注其海。津液各走其道。故三❷焦出氣。以溫肌肉。充皮膚。爲其津。其❸流而不行者爲液。天暑衣厚則

【校勘】

❶熱：《甲乙經》卷一《津液五別》作「暑」，與下文例合。

❷三焦：《甲乙經》卷一《津液五別》作「上焦」。義勝。

❸其：《太素》卷二十九《津液》、《甲乙經》卷一《津液五別》無，與下文例合。當刪。

腠理開故汗出寒留于分肉之間聚沫則爲痛天寒則腠理閉氣濕①不行水下留于膀胱則爲溺與氣五藏六府心爲之主耳爲之聽目爲之候肺爲之相肝爲之將脾爲之衛腎爲之主②外故五藏六府之津液盡上滲于目心悲氣并則心系急心系急則肺舉③肺舉則液上溢夫心系與④肺不能常舉乍上乍下故欬而泣出矣中熱則胃中消穀消穀則蟲上

【校勘】

❶ 濕：《太素》卷二十九《津液》、《甲乙經》卷一《津液五別》作「澀」。義勝。

❷ 外：《太素》卷二十九《津液》作「水」。義勝。

❸ 心系急則肺舉：《素問·痿論》王冰注作「悲則心系急，肺布葉舉」。《太素》卷二十九《津液》、《甲乙經》卷一《津液五別》無「心系」二字，「肺」下有「葉」字。

❹ 心系與肺：《太素》卷二十九《津液》作「心系舉肺」。《甲乙經》卷一《津液五別》作「心系急，肺」，「肺」屬下讀。

下作。腸胃充郭。故胃❶緩。胃緩則氣逆。故唾出。五穀之津液。和合而爲膏者。內滲入于骨空。補益腦髓。而下流于陰股❷。陰陽不和。則使液溢而下流于陰。髓液皆減而下。下過度則虛。虛。故腰背痛而脛痠。陰陽氣道不通。四海閉塞。三焦不寫。津液不化。水穀并行腸胃之中。別于迴腸。留于下焦。不得滲膀胱。則下焦脹。水溢則爲水脹。此津液五別之逆順也。

【校勘】

❶胃：《太素》卷二十九《津液》無。

❷而下流于陰股：此句與下文重，疑衍。《太素》卷二十九《津液》無「股」字。

○五閱五使第三十七

黃帝問于岐伯曰余聞刺有五官五閱以觀五氣五氣者五藏之使也五時之副也願聞其五使當安出岐伯曰五官者五藏之閱也黃帝曰願聞其所出令可爲常岐伯曰脉出于氣口色見于明堂五色更出以應五時各如其常經氣入藏必當治裏帝曰善五色獨決于明堂乎岐伯曰五官已辨闕庭必張乃

立明堂明堂廣大。蕃蔽見外。方壁高基。引垂居外。五色乃治。平博廣大。壽中百歲。見此者。刺之必已。如是之人者。血氣有餘。肌肉堅緻。故可苦已鍼黃帝曰。願聞五官。岐伯曰。鼻者肺之官也。目者。肝之官也。口脣者。脾之官也。舌者。心之官也。耳者腎之官也。黃帝曰。以官何候。岐伯曰。以候五藏。故肺病者。喘息鼻脹❶。肝病者。眥青。脾病者。脣黃。心病者。舌卷短。顴

【校勘】

❶脹：《甲乙經》卷一《五藏六府官》作「張」。「張」與「脹」通，脹滿也。《左傳·成十年》：「晉侯将食張如厠」。爲是。

赤。腎病者。顴與顔黑。黃帝曰。五脉安出。五色安見。其常色殆者如何。岐伯曰。五官不辨。闕庭不張。小其明堂。蕃蔽不見。又埤其牆。牆下無基。垂角去外。如是者。雖平常殆。况加疾哉。黃帝曰。五色之見于明堂。以觀五藏之氣。左右高下。各有形乎。岐伯曰。府[1]藏之在中也。各以次舍左右上下。各如其度也。

緻池利切密也

【校勘】

❶府藏：張注本作「五藏」。義勝。

○逆順肥瘦第三十八

黃帝問于岐伯曰。余聞鍼道于夫子。衆多畢悉矣。夫子之道應若失。而據未有堅然者也。夫子之問學熟乎。將審察于物而心生之乎。岐伯曰。聖人之爲道者。上合于天。下合于地。中合于人事。必有明法。以起度數。法式檢押。乃後可傳焉。故匠人不能釋尺寸而意短長。廢繩墨而起平木[1]也。工人不能置規而爲圓。

【校勘】

[1] 平木：《太素》卷二十二《刺法》作「水準」。胡本作「平水」。義同。

去矩而爲方。知用此者。固自然之物。易用之教。逆順之常也。黃帝曰。願聞自然奈何。岐伯曰。臨深決水。不用功力。而水可竭也。循掘決衝。而經可通也。此言氣之滑澀。血之清濁。行之逆順也。黃帝曰。願聞人之白黑肥瘦小①長。各有數乎。岐伯曰。年質壯太。血氣充盈。膚革堅固。因加以邪。刺此者。深而留之。此肥人也②。廣肩。腋項肉薄。厚皮而黑色。脣臨臨然。其血

【校勘】

①小：《太素》卷二十二《刺法》、《甲乙經》卷五《針道自然逆順》作「少」。義勝。

②此肥人也：《太素》卷二十二《刺法》無此四字。疑衍。

黑以濁其氣濇以遲[1]。其爲人也。貪于取與。刺此者。深而留之。多益其數也。黃帝曰。刺瘦人奈何。岐伯曰。瘦人者。皮薄色少。肉廉廉然。薄脣輕言。其血清氣滑。易脫于氣。易損于血。刺此者。淺而疾之。黃帝曰。刺常人奈何。岐伯曰。視其白黑。各爲調之。其端正敦厚者。其血氣和調。刺此者。無失常數也。黃帝曰。刺壯士眞骨者。奈何。岐伯曰。刺壯士眞骨。堅肉緩節監

【校勘】

❶以遲：《太素》卷二十二《刺法》無此二字。

監然此人重則氣濇血濁刺此者深而留之多益其數勁則氣滑血清刺此者淺而疾之黃帝曰刺嬰兒奈何岐伯曰嬰兒者其肉脆血少氣弱刺此者以豪刺❶淺刺而疾發鍼日再可也黃帝曰臨深決水奈何岐伯曰血清氣濁❷疾寫之則氣竭焉黃帝曰循掘決衝奈何岐伯曰血濁氣濇疾寫之則經可通也黃帝曰脉行之逆順奈何岐伯曰手之三陰從

【校勘】

❶豪刺：《太素》卷二十二《刺法》、《甲乙經》卷五《針道自然逆順》作「毫針」。爲是。

❷濁：《太素》卷二十二《刺法》作「滑」。爲是。

藏走手。手之三陽。從手走頭。足之三陽。從頭走足。足之三陰。從足走腹。黃帝曰。少陰之脉獨下行。何也。岐伯曰。不然❶。夫衝脉者。五藏六府之海也。五藏六府皆稟焉。其上者。出於頏顙、滲諸陽。灌諸精❷。其下者。注少陰之大絡。出于氣街❸。循陰股內廉。入膕中。伏行骭❹骨內。下至內踝之後❺屬而別。其下者。並于少陰之經。滲三陰。其前者。伏行出跗屬。下循跗。入大指

【校勘】

❶不然：《甲乙經》卷二《奇經八脉》無此二字。

❷精：《甲乙經》卷二《奇經八脉》作「陰」。

❸街：《甲乙經》卷二《奇經八脉》作「衝」。

❹骭：《太素》卷十《衝脉》作「胻」。

❺後：《太素》卷十《衝脉》無。

間。滲諸絡而溫肌肉。故別絡結則跗上不動。不動則厥。厥則寒矣。黃帝曰。何以明之。岐伯曰。以言導之。切而驗之。其非必動。然後乃可明逆順之行也。黃帝曰。窘乎哉。聖人之爲道也。明于日月。微于毫釐。其非夫子。孰能道之也。

○血絡論第三十九

黃帝曰。願聞其奇邪而不在經者[1]。岐伯曰。血

【校勘】

[1] 者：《甲乙經》卷一《奇邪血絡》下有「何也」二字。義勝。

絡是也。黃帝曰。刺血絡而仆者。何也。血出而射者。何也。血①少黑而濁者。何也。血出清而半爲汁者。何也。發鍼而腫者。何也。血出若多若少而面色蒼蒼者。何也。發鍼而面色不變而煩悗者。何也。多出血而不動搖者。何也。顚悶其故。岐伯曰。脉氣盛而血虛者。刺之則脫氣。脫氣則仆。血氣俱盛而陰氣多者。其血滑。刺之則射。陽氣畜積。久留而不寫者。其血黑以

【校勘】

①少：《太素》卷十三《量絡刺》、《甲乙經》卷一《奇邪血絡》作「出」。據文義，當據改。

濁故不能射新飲而液滲于絡而未合和于血也故血出而汁別焉其不新飲者身中有水久則爲腫陰氣積于陽其氣因于絡故刺之血未出而氣先行故腫陰陽之氣其新相得而未和合因而寫之則陰陽俱脱表裏相離故脱色①而蒼蒼然刺之血出②多色不變而煩悗者刺絡③而虛經虛經之屬于陰者陰④脱故煩悗陰陽相得而合爲痹者此爲内溢于

【校勘】

❶而：《太素》卷十三《量絡刺》作「面」。可參。

❷刺之血出多：《甲乙經》卷一《奇邪血絡》無「血出多」三字，「刺之」屬下讀。

❸而：《太素》卷十三《量絡刺》作「中」。義勝。

❹脱：《甲乙經》卷一《奇邪血絡》「脱」上有「氣」字。

經。外注于絡。如是者。陰陽俱有餘。雖多出血而弗能虛也。黃帝曰。相之奈何。岐伯曰。血脉者盛①。堅橫以赤。上下無常處。小者如鍼。大者如筋。則而寫之。萬全也。故無失數矣。失數而反。各如其度。黃帝曰。鍼入而肉著者。何也。岐伯曰。熱氣因于鍼。則鍼②熱。熱則肉著于鍼。故堅焉。

○陰陽清濁第四十

【校勘】

①者盛：《太素》卷十三《量絡刺》作「盛者」。誤倒，當乙正。

②針：《甲乙經》卷一《奇邪血絡》無。

黃帝曰。余聞十二經脈。以應十二經水❶者。其五色各異。清濁不同。人之血氣若一。應之奈何。岐伯曰。人之血氣。苟能若一。則天下爲一矣。惡有亂者乎。黃帝曰。余問一人。非問天下之衆。岐伯曰。夫一人者。亦有亂氣。天下之衆。亦有亂人❷。其合爲一耳。黃帝曰。願聞人氣之清濁❸。岐伯曰。受穀者濁。受氣者清。清者注陰。濁者注陽。濁而清者。上出于咽。清而濁者。則

【校勘】

❶應十二經水：《太素》卷十二《營衛氣行》此句下有「十二經水」四字。當據補。

❷人：《太素》卷十二《營衛氣行》作「氣」。

❸濁：《甲乙經》卷一《陰陽清濁精氣津液血脈》「濁」下有「者何也」三字。

下❶行。清濁相干。命曰亂氣。黃帝曰。夫陰清而陽濁。濁❷者有清。清❷者有濁。清濁別之奈何。岐伯曰。氣之大別清者上注于肺。濁者下❸走于胃。胃之清氣。上出于口。肺之濁氣。下注于經。内積于海。黃帝曰。諸陽皆濁。何陽❹濁甚乎。岐伯曰。手太陽獨受陽之濁。手太陰獨受陰之清。其清者上走空竅。其濁者下行諸經。諸陰皆清。足太陰獨受其濁。黃帝曰。治之奈何。岐

【校勘】

❶則下行：《甲乙經》卷一《陰陽清濁精氣津液血脉》作「下行于胃」，於義較明。此下并有「清者上行，濁者下行」八字。

❷者：《甲乙經》卷一《陰陽清濁精氣津液血脉》作「中」。

❸走：《太素》卷十二《營衛氣行》、《甲乙經》卷一《陰陽清濁精氣津液血脉》作「流」。

❹濁：《太素》卷十二《營衛氣行》、《甲乙經》卷一《陰陽清濁精氣津液血脉》作「獨」。義勝。

伯曰：清者其氣滑，濁者其氣濇，此氣之常也。故刺陰[1]者，深而留之；刺陽[2]者，淺而疾之；清濁相干[3]者，以數調之也。

悗音悶　空音孔

【校勘】

❶陰：《太素》卷十二《營衛氣行》作「陽」。

❷陽：《太素》卷十二《營衛氣行》作「陰」。

❸于：《太素》卷十二《營衛氣行》、《甲乙經》卷一《陰陽清濁精氣津液血脉》作「干」。形近而誤，當據改。

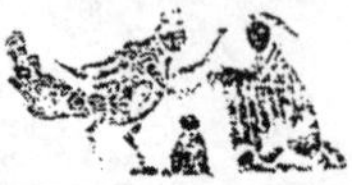

黃帝素問靈樞經卷之六

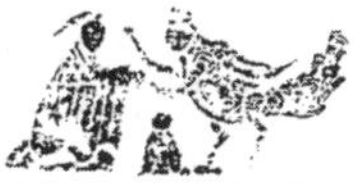

黄帝素問靈樞經卷之七

○陰陽繫日月第四十一

黄帝曰。余聞天爲陽。地爲陰。日爲陽。月爲陰。其合之于人奈何。岐伯曰。腰以上爲天。腰以下爲地。故天爲陽。地爲陰。故足之十二經脉以應十二月。月生于水。故在下者爲陰。手之十指以應十日。日主火❶。故在上者爲陽。黄帝曰。合之于脉奈何。岐伯曰。寅者。正月之生陽

【校勘】

❶日主火：《太素》卷五《陰陽合》作「日生於火」，與上「月生於水」相合。似是。

也。主左足之少陽。未者。六月。主右足之少陽。卯者。二月。主左足之太陽。午者。五月。主右足之太陽。辰者。三月。主左足之陽明。巳者。四月。主右足之陽明。此兩陽合于前[1]。故曰陽明。申者。七月之生陰也。主右足之少陰。丑者。十二月。主左足之少陰。酉者。八月。主右足之太陰。子者。十一月。主左足之太陰。戌者。九月。主右足之厥陰。亥者。十月。主左足之厥陰。此兩陰

【校勘】

❶兩陽合于前：《素問·陰陽類論》王注引本作「兩陽合明」。

交盡。故曰厥陰。甲主左手之少陽。巳主右手之少陽。乙主左手之太陽。戊主右手之太陽。丙主左手之陽明。丁主右手之陽明。此兩火幷合。故爲陽明。庚主右手之少陰。癸主左手之少陰。辛主右手之太陰。壬主左手之太陰。故足之陽者。陰中之少陽也。足之陰者。陰中之太陰也。手之陽者。陽中之太陽也。手之陰者。陽中之少陰也。腰以上者爲陽。腰以下者爲陰。其於五藏也。心爲陽中之太陽。肺爲陰❶中之少陰。肝爲陰中之少陽。脾爲陰中之至陰。腎爲陰中之太陰。黃帝曰。以治之奈何。歧伯曰。正月二月三月。人氣在左。無刺左足之陽。四月五月六月。人氣在右。無刺右足之陽。七月八月九月。人氣在右。無刺右足之陰。十月十一月十二月。人氣在足。無刺左足之陰。黃帝曰。五行以東方爲甲乙木。王春。春者蒼

【校勘】

❶陰中之少陰：《太素》卷五《陰陽合》作「陽中之少陰」，與本書《九針十二原》「陽中之少陰，肺也」相合。

色主肝。肝者。足厥陰也。今乃以甲爲左手之少陽。不合于數。何也。岐伯曰。此天地之陰陽也。非四時五行之以次行也。且夫陰陽者。有名而無形。故數之可十。離之可百。散之可千。推之可萬。此之謂也。

○病傳第四十二

黄帝曰。余受九鍼于夫子。而私覽于諸方。或有導引行氣喬摩灸熨刺焫飲藥之一者。可獨守耶。將盡行之乎。岐伯曰。諸方者。衆人之方也。非一人之所盡行也。黃帝曰。此乃所謂守一勿失。萬物畢者也。今余已聞陰陽之要。虛實之理。傾移之過。可治之屬。願聞病之變化。淫傳絶敗而不可治者。可得聞乎。岐伯曰。要乎哉問道。昭乎其如日❶醒。窘乎其如夜瞑。能被而服之。神與俱成。畢將服之。神自得之。生神之理。可著于竹帛。不可傳于子孫。黃帝

【校勘】

❶日：《甲乙經》卷六《五藏傳病大論》作「旦」。胡本同。爲是。

曰。何謂日醒。岐伯曰。明于陰陽。如惑之解。如醉之醒。黄帝曰。何謂夜瞑。岐伯曰。瘖乎其無聲。漠乎其無形。折毛發理。正氣横傾。淫邪泮衍。血脉傳溜。大氣入藏。腹痛下淫。可以致死。不可以致生。黄帝曰。大氣入藏奈何。岐伯曰。病先發于心。一日而之肺。三日而之肝。五日而之脾。三日不已死。冬夜半。夏日中。病先發于肺。三日而之肝。一日而之脾。五日而之胃。

十日不已。死。冬、日入。夏日出。病先發于肝。三①日而之脾。②五日而之胃。三日而之腎。③三日不已。死。冬、日入。④夏蚤食。病先發于脾。一日而之胃。二日而之腎。三日而之膂膀胱。十日不已。死。冬、人定。夏晏食。病先發于胃。五日而之腎。三日而之膂膀胱。五日而上之心。二日不已。死。冬、夜半。夏日昳。病先發于腎。三日而之膂膀胱。三日而上之心。三日而之小腸。三日不

【校勘】

① 三：《脉經》卷六《肝足厥陰經病證》、《甲乙經》卷六《五藏傳病大論》作「二」。

② 五：《脉經》卷六《肝足厥陰經病證》、《千金要方》卷十一《肝藏脉論》作「二」。

③ 三：《脉經》卷六《腎足少陰經病證》、《千金要方》卷十九《腎藏脉論》作「二」。

④ 入：《甲乙經》卷六《五藏傳病大論》作「中」。

已死。冬大晨。夏早晡。病先發于膀胱。五日而之腎。一日而之小腸。一日而之心。二日不已。死。冬雞鳴。夏下晡。諸病以次相傳。如是者。皆有死期。不可刺也。間一藏及二三四藏者[1]。乃可刺也。

昳徒結切

○淫邪發夢第四十三

黃帝曰。願聞淫邪泮衍奈何。岐伯曰。正邪從外襲內。而未有定舍。反淫于藏。不得定處。與

【校勘】

❶間一藏及二三四藏者：《素問·標本病傳論》作「間一藏止及至三四藏者」。《甲乙經》卷六《五藏傳病大論》無此九字。

營衛俱行而與魂魄飛揚使人臥不得安而喜夢氣淫于府則有餘于外不足于內氣淫于藏則有餘于內不足于外黃帝曰有餘不足有形乎岐伯曰陰氣盛則夢涉大水而恐懼陽氣盛則夢大火而燔焫陰陽俱盛則夢相殺上盛則夢飛下盛則夢墮甚饑則夢取甚飽則夢予肝氣盛則夢怒肺氣盛則夢恐懼哭泣飛揚心氣盛則夢善笑恐畏脾氣盛

則夢歌樂。身體重不舉❶。腎氣盛。則夢腰脊兩解不屬。凡此十二盛者。至而寫之立已。厥❷氣客于心。則夢見丘山煙火。客于肺。則夢飛揚。見金鐵之奇物。客于肝。則夢山林樹木。客于脾。則夢見丘陵大澤壞屋風雨。客于腎。則夢臨淵。沒居水中。客于膀胱。則夢遊行。客于胃。則夢飲食。客于大腸。則夢田野。客于小腸。則夢聚邑衝衢。客于膽。則夢鬭訟自刳❸。客于陰

【校勘】

❶身體重不舉：《脉經》卷六《脾足太陰經病證》、《甲乙經》卷六《正邪襲内生夢大論》無「身」字，「體重」下有「手足」二字。

❷厥：《中藏經》卷上《論五藏六府虛實寒熱生死逆順脉證之法》作「邪」。

❸自刳：《脉經》卷六《膽足少陽經病證》無此二字。

器則夢接內，客于項則夢斬首，客于脛則夢行走而不能前❶，及居深地窌苑中，客于股肱則夢禮節拜起❷，客于胞䐈則夢溲便。凡此十五不足者，至而補之立已也。

窌力交切

○順氣一日分為四時第四十四

黃帝曰：夫百病之所始生者，必起于燥濕寒暑風雨，陰陽喜怒，飲食居處，氣合而有形，得

【校勘】

❶前：《太平御覽》卷三十九無。《千金要方》卷一《診候》「前」上有「進」字。

❷起：《甲乙經》卷六《正邪襲內生夢大論》、《千金要方》卷一《診候》作「跪」。

藏而有名余知其然也夫百病者多以旦慧晝安夕加夜甚何也岐伯曰四時之氣使然

黃帝曰願聞四時之氣岐伯曰春生夏長秋收冬藏是氣之常也人亦應之以一日分爲四時朝則爲春日中爲夏日入爲秋夜半爲冬朝則人氣始生病氣衰故旦慧日中人氣長長則勝邪故安夕則人氣始衰邪氣始生故加夜半人氣入藏邪氣獨居于身故甚也

黄帝曰。其時有反者何也。岐伯曰。是不應四時之氣。藏獨主其病者。是必以藏氣之所不勝時者甚。以其所勝時者起也。黄帝曰。治之奈何。岐伯曰。順天之時。而病可與期。順者爲工。逆者爲麤。黄帝曰。善。余聞刺有五變。以主五輸。願聞其數。岐伯曰。人有五藏。五藏有五變。五變有五輸。故五五二十五輸。以應五時。黄帝曰。願聞五變。岐伯曰。肝爲牡藏。其色青。

其時春❶其音角其味酸其日甲乙心爲牡藏其色赤其時夏其日丙丁其音徵其味苦脾爲牝藏其色黃其時長夏其日戊己其音宮其味甘肺爲牝藏其色白❷其音商其時秋其日庚辛其味辛腎爲牝藏其色黑其時冬其日壬癸其音羽其味鹹是爲五變黃帝曰以主五輸奈何❸藏主冬冬刺井色主春春刺滎❹時主夏夏刺輸❺音主長夏長夏刺經❻味主秋

【校勘】

❶其時春：《甲乙經》卷一《五藏變輸》此下有「其日甲乙」四字，當移此，與文例亦合。

❷其色白：《甲乙經》卷一《五藏變輸》此下有「其時秋，其日庚辛」七字，當移此，與文例亦合。

❸奈何：《太素》卷十一《變輸》此下有「岐伯曰」三字。當據補。

❹滎：《難經·七十四難》作「井」。

❺輸：《難經·七十四難》作「滎」。

❻長夏刺經：《難經·七十四難》「長夏」作「季夏」，「經」作「俞」。

秋刺合①。是謂五變。以主五輸。黃帝曰。諸原安合。以致六輸。岐伯曰。原獨不應五時。以經合之。以應其數。故六六三十六輸。黃帝曰。何謂藏主冬。時主夏。音主長夏。味主秋。色主春。願聞其故。岐伯曰。病在藏者。取之井。病變于色者。取之滎。病時間時甚者。取之輸。病變于音者。取之經。經②滿而血者。病在胃。及以飲食不節得病者。取之於合。故命曰味主合。是謂五

【校勘】

①合：《難經·七十四難》作「經」。

②經：《甲乙經》卷一《五藏變輸》校注作「絡」。

變也。

○外揣第四十五

黄帝曰。余聞九鍼九篇。余親授其調。頗得其意。夫九鍼者。始於一而終于九。然未得其要道也。夫九鍼者。小之則無內。大之則無外。深不可爲下。高不可爲蓋。恍惚無窮。流溢無極。余知其合于天道人事四時之變也。然余願❶雜之毫毛。渾束爲一。可乎。岐伯曰。明乎哉問

【校勘】

❶願：《太素》卷十九《知要道》「願」下有「聞」字。

也非獨鍼道焉夫治國亦然黃帝曰余願聞
鍼道非國事也岐伯曰夫治國者夫惟道焉
非道何可小大深淺雜合而爲一乎黃帝曰
願卒聞之岐伯曰日與月焉水與鏡焉鼓與
響焉夫日月之明不失其影水鏡之察不失
其形鼓響之應不後其聲動搖則應和盡得
其情黃帝曰窘乎哉昭昭之明不可蔽其不
可蔽不失陰陽也合而察之切而驗之見而

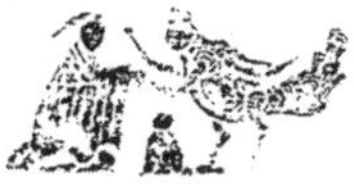

得之若清水明鏡之不失其形也。五音不彰。五色不明。五藏波蕩。若是則內外相襲。若鼓之應桴。響之應聲。影之似形。故遠者司外揣內。近者司內揣外。是謂陰陽之極。天地之蓋。請藏之靈蘭之室。弗敢使泄也。

○五變第四十六

黃帝問于少俞曰。余聞百疾之始期也。必生于風雨寒暑。循毫毛而入腠理。或復還。或留止。或爲風腫汗出。或爲消癉。或爲寒熱。或爲留痺。或爲積聚。奇邪淫溢。不可勝數。願聞其故。夫同時得病。或病此。或病彼。意者天之爲人生風乎。何其異也。少俞曰。夫天之生風者。非以私百姓也。其行公平正直。犯者得之。避者得無殆。非求人而人自犯之。黃帝曰。一時遇風。同時得病。其病各異。願聞其故。少俞曰。善乎哉問。請論以比匠人。匠人磨斧斤礪刀

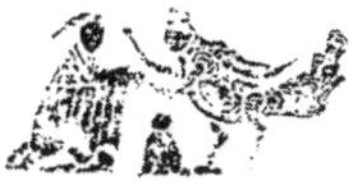

削斵材木木之陰陽尚有堅脆堅者不入脆
者皮弛至其交節而缺斤斧焉夫一木之中
堅脆不同堅者則剛脆者易傷況其材木之
不同皮之厚薄汁之多少而各異耶夫木之
蚤花先生葉者遇春霜烈風則花落而葉萎
久曝大旱則脆木薄皮者枝條汁少而葉萎
久陰淫雨則薄皮多汁者皮潰而漉卒風暴
起則剛脆之木枝折杌傷秋霜疾風則剛脆

之木根搖而葉落。凡此五者。各有所傷。況於人乎。黃帝曰。以人應木。奈何。少俞答曰。木之所傷也。皆傷其枝。枝之剛脆而堅。未成傷也。人之有常病也。亦因其骨節皮膚腠理之不堅固者。邪之所舍也。故常爲病也。黃帝曰。人之善病風厥漉汗者[1]。何以候之。少俞答曰。肉不堅。腠理疏。則善病風。黃帝曰。何以候肉之不堅也。少俞答曰。[2]䐃肉不堅。而無分理。理者

【校勘】

[1] 風厥漉汗者：《甲乙經》卷十《陽受病發風》作「風灑灑汗出者」。

[2] 䐃：《甲乙經》卷十《陽受病發風》作「膕」。

麤理。麤理而皮不緻者①。腠理踈。此言其渾然者。黃帝曰。人之善病消癉者。何以候之。少俞荅曰。五藏皆柔弱者。善病消癉。黃帝曰。何以知五藏之柔弱也。少俞荅曰。夫柔弱者必有剛強。剛強多怒。柔者易傷也。黃帝曰。何以候柔弱之與剛強。少俞荅曰。此人薄皮膚。而目堅固以深者。長衝②直揚。其心剛。剛則多怒。怒則氣上逆。胷中畜積。血氣逆留。臗皮充肌③。血

【校勘】

❶ 而無分理……不致者：《甲乙經》卷十《陽受病發風》作「而無分理者，肉不堅；膚麤而皮不致者」。爲是。

❷ 衝：《甲乙經》卷十一《五氣溢發消渴黃癉》作「衡」。形近而誤，當據改。

❸ 臗皮充肌：《甲乙經》卷十一《五氣溢發消渴黃癉》作「腹皮充脹」。

脉不行。轉而爲熱。熱則消肌膚。故爲消癉。此言其人暴剛而肌肉弱者也。黄帝曰。人之善病寒熱者。何以候之。少俞答曰。小骨弱肉①者。善病寒熱。黄帝曰。何以候骨之小大。肉之堅脆。色之不一也。少俞答曰。顴骨者。骨之本也。顴大則骨大。顴小則骨小。皮膚薄而其肉無䐃。其臂懦懦然。其地色②殆然。不與其天同色。汙然獨異。此其候也。然後臂薄者。其髓不滿

【校勘】

①肉：據下文黄帝復問，此後似脱「色之不一」四字。

②殆：《甲乙經》卷八《五藏傳病發寒熱》作「炲」，形近而誤。

故善病寒熱也。黃帝曰：何以候人之善病痹者？少俞答曰：麤理而肉不堅者，善病痹。黃帝曰：痹之高下有處乎？少俞答曰：欲知其高下者，各視其部。黃帝曰：人之善病腸中積聚者，何以候之？少俞答曰：皮膚薄而不澤，肉不堅而淖澤，如此則腸胃惡，惡則邪氣留止，積聚乃傷①脾胃之間，寒溫不次，邪氣稍至，稸積留止，大聚乃起。黃帝曰：余聞病形，已知之矣，願

【校勘】

①傷：《甲乙經》卷八《五藏傳病發寒熱》作「作」。義勝。

聞其時。少俞荅曰。先立其年。以知其時。時高則起。時下則殆。雖不陷下。當年有衝通。其病必起。是謂因形而生病。五變之紀也。

臗音寛　杌音兀　漉音鹿　懦音儒

○本藏第四十七

黄帝問于岐伯曰。人之血氣精神者。所以奉生而周于性命者也。經脉者。所以行血氣而營陰陽。濡筋骨。利關節者也。衛氣者。所以温分肉。充皮膚。肥腠理。司❶關闔者也。志意者。所以御精神。收魂魄。適寒溫。和喜怒者也。是故血和則經脉流行。營復陰陽。筋骨勁強。關節清❷利矣。衛氣和則分肉解利。皮膚調柔。腠理緻密矣。志意和則精神專直。魂魄不散。悔怒不起。五藏不受邪矣。寒溫和則六府化穀。風痺不作。經脉通利。肢節得安矣。此人之常平也。五藏者。所以藏精神血氣魂魄者也。六府

【校勘】

❶ 關：《素問·生氣通天論》王冰注引作「開」，與下文「闔」字爲對文。爲是，當據改。

❷ 清：《太素》卷六《五藏命分》作「滑」。義勝。

者所以化水穀而行津液者也。此人之所以具受于天也。無①無愚智賢不肖。無以相倚也。然有其獨盡天壽。而無邪僻之病。百年不衰。雖犯風雨卒寒大暑。猶有弗能害也。有其不離屏蔽室內。無怵惕之恐。然猶不免於病。何也。願聞其故。岐伯對曰。窘乎哉問也。五藏者。所以參天地。副陰陽。而連四時。化五節者也。五藏者。固有小大高下堅脆端正偏傾者。六府

【校勘】

①無：《太素》卷六《五藏命分》無。疑衍。

亦有小大長短厚薄結直緩急。凡此二十五❶者。各不同。或善或惡。或吉或凶。請言其方。心小則安。邪弗能傷。易傷以憂。心大則憂不能傷。易傷于邪。心高則滿于肺中。悗而善忘。難開以言。心下則藏外。易傷于寒。易恐以言。心堅則藏安守固。心脆則善病消癉熱中。心端正則和利難傷。心偏傾則操持不一。無守司也。肺小則少飲。不病喘喝。肺大則多飲。善病

【校勘】

❶五：《甲乙經》卷一《五藏大小六府應候》「五」下有「變」字。

胷痺喉痺逆氣。肺高則上氣肩息欬①。肺下則居賁迫肺②。善脇下痛。肺堅則不病欬上氣。肺脆則苦病消癉易傷。肺端正則和利難傷。肺偏傾則胷偏痛也。肝小則藏安。無脇下之病。肝大則逼胃迫咽。迫咽則苦膈中且脇下痛。肝高則上支賁切脇悗。爲息賁。肝下則③逼胃。脇下④空。脇下空則易受邪。肝堅則藏安難傷。肝脆則善病消癉易傷。肝端正則和利難傷。

【校勘】

①肩息欬：《太素》卷六《五藏命分》作「肩息欲欬」。似是。

②居賁迫肺：《甲乙經》卷一《五藏大小六府應候》「居」作「逼」。《太素》卷六《五藏命分》「肺」作「肝」。

③逼：《太素》卷六《五藏命分》作「安」。

④脇下：《太素》卷六《五藏命分》、《甲乙經》卷一《五藏大小六府應候》無此二字。

肝偏傾則脇下❶痛也。脾小則藏安難傷。于邪也。脾大則苦湊䏚而痛。不能疾行。脾高則䏚引季脇而痛。脾下則下加于大腸。下加于大腸則藏苦受邪。脾堅則藏安難傷。脾脆則善病消癉易傷。脾端正則和利難傷。脾偏傾則善滿❷善脹也。腎小則藏安難傷。腎大則善病腰痛。不可以俛仰。易傷以邪。腎高則苦背膂痛。不可以俛仰。腎下則腰尻痛。不可以俛仰。

【校勘】

❶下：《太素》卷六《五藏命分》、《甲乙經》卷一《五藏大小六府應候》「下」後有「偏」字。

❷善滿：《太素》卷六《五藏命分》、《甲乙經》卷一《五藏大小六府應候》作「瘛瘲」。

爲狐疝。腎堅則不病腰背痛。腎脆則善病消癉易傷。腎端正則和利難傷。腎偏傾則苦腰❶尻痛也。凡此二十五變者。人之所苦常病。黄帝曰。何以知其然也。岐伯曰。赤色小理者。心小。麤理者。心大。無髑骬者。心高。髑骬小短舉者。心下。髑骬長者。心下❷堅。髑骬弱小以薄者。心脆。髑骬直下不舉者。心端正。髑骬倚一方者。心偏傾也。白色小理者。肺小。麤理者。肺大。

【校勘】

❶尻：《太素》卷六《五藏命分》「尻」下有「偏」字。

❷下：《太素》卷六《五藏命分》、《甲乙經》卷一《五藏大小六府應候》無，與文例亦合，當刪。

巨肩反膺陷喉者。肺高。合腋張脇者。肺下。好肩背厚者。肺堅。肩背薄者。肺脆。背膺厚者❶。肺端正。脇偏疎者。肺偏傾也。青色小理者。肝小。麤理者。肝大。廣胷反骹者。肝高。合脇兔骹者。肝下。胷脇好者。肝堅。脇骨弱者。肝脆。膺腹好相得者。肝端正。脇骨偏舉者。肝偏傾也。黃色小理者。脾小。麤理者。脾大。揭脣者。脾高。脣下縱者。脾下。脣堅者。脾堅。脣大而不堅者。脾脆

【校勘】

❶背膺厚者：《太素》卷六《五藏命分》作「好肩膺者」。

脣上下好者。脾端正。脣偏舉者。脾偏傾也。黑色小理者。腎小。麤理者。腎大。高耳❶者。腎高。耳後陷者。腎下。耳堅者。腎堅。耳薄不堅者。腎脆。耳好前居牙車者。腎端正。耳偏高者。腎偏傾、也。凡此諸變者。持則安。減則病也。帝曰善。然非余之所問也。願聞人之有不可病者。至盡天壽。雖有深憂大恐。怵惕之志。猶不能減❷也。甚寒大熱。不能傷也。其有不離屏蔽室內。又

【校勘】

❶高耳：《甲乙經》卷一《五藏大小六府應候》、《千金要方》卷十九《腎藏脉論》作「耳高」。

❷減：《太素》卷六《五藏命分》、《甲乙經》卷一《五藏大小六府應候》作「感」。

無怵惕之恐。然不免于病者。何也。願聞其故。❶岐伯曰。五藏六府。邪之舍也。請言其故。❷五藏皆小者。少病。苦燋心。大愁憂。五藏皆大者。緩于事。難使以憂。五藏皆高者。好高舉措。五藏皆下者。好出人下。五藏皆堅者。無病。五藏皆脆者。不離于病。五藏皆端正者。和利得人心。五藏皆偏傾者。邪心而善盜。不可以爲人平。反覆言語也。黃帝曰。願聞六府之應。岐伯荅

【校勘】

❶願聞其故：《甲乙經》卷一《五藏大小六府應候》無此四字。

❷請言其故：《甲乙經》卷一《五藏大小六府應候》無此四字。

曰。肺合大腸。大腸者。皮其應。心合小腸。小腸者。脉其應。肝合膽。膽者。筋其應。脾合胃。胃者肉其應。腎合三焦膀胱。三焦膀胱者。腠理毫毛其應。黃帝曰。應之奈何。岐伯曰。肺應皮。皮厚者。大腸厚。皮薄者。大腸薄。皮緩腹裹❶大者。大腸大❷而長。皮急者。大腸急而短。皮滑者。大腸直。皮肉不相離者。大腸結。心應脉。皮厚者。脉厚。脉厚者。小腸厚。皮薄者。脉薄。脉薄者。小

【校勘】

❶裹：《太素》卷六《藏府應候》、《甲乙經》卷一《五藏大小六府應候》作「果」。義勝。

❷大：《甲乙經》卷一《五藏大小六府應候》、《千金要方》卷十八《大腸府脉論》作「緩」。

腸薄。皮緩者。脉緩。脉緩者。小腸大而長。皮薄而脉冲小者。小腸小而短。諸陽經脉皆多紆屈者。小腸結。脾應肉。肉䐃堅大者。胃厚。肉䐃麽者。胃薄。肉䐃小而麽者。胃不堅。肉䐃不稱身者。胃下。胃下者。下管約不利。肉䐃不堅者。胃緩。肉䐃無小裏[1]累者。胃急。肉䐃多少[2]裏[1]累者。胃結。胃結者。上管約不利也。肝應爪。爪厚色黄者。膽厚。爪薄色紅者。膽薄。爪堅色青者。

【校勘】

❶裏：《太素》卷六《藏府應候》、《千金要方》卷十六《胃脉論》作「裹」。義勝。

❷少：《太素》卷六《藏府應候》、《甲乙經》卷一《平脉視人大小長短男女逆順法》作「小」。

膽急。爪濡色赤者。膽緩。爪直色白無約①者。膽直。爪惡色黑多紋者。膽結也。腎應骨。密理厚皮者。三焦膀胱厚。麤理薄皮者。三焦膀胱薄。疏腠理者。三焦膀胱緩。皮急而無毫毛者。三焦膀胱急。毫毛美而麤者。三焦膀胱直。稀毫毛者。三焦膀胱結也。黃帝曰。厚薄美惡皆有形。願聞其所病。岐伯荅曰。視其外應。以知其內藏。則知所病矣。

【校勘】

①約：據下文「多紋者膽結」，則此「約」字當作「紋」爲是。

尻枯高切　骹音敲　⿰骨曷音結　骬音于

黃帝素問靈樞經卷之七

黃帝素問靈樞經卷之八

○禁服第四十八

雷公問于黃帝曰。細子得受業。通于九鍼六十篇。旦暮勤服之。近者編絶。久者簡垢①。然尚諷誦弗置。未盡解於意矣。外揣言渾束爲一。未知所謂也。夫大則無外。小則無内。大小無極。高下無度。束之奈何。士之才力。或有厚薄。智慮褊淺。不能博大深奧。自強于學若細子②。

【校勘】

① 近者編絶，久者簡垢：《太素》卷十四《人迎脉口診》「久」作「遠」。楊上善注：「其簡之書，遠年者編有斷絶，其近年者簡生塵垢。」據此，則「近」「久」二字誤倒，當乙正。

② 若：《太素》卷十四《人迎脉口診》作「未若」。

細子恐其散于後世。絕于子孫。敢問約之奈何。黃帝曰。善乎哉問也。此先師之所禁。坐私傳之也。割臂歃血之盟也。子若欲得之。何不齋乎。雷公再拜而起曰。請聞命于是也。乃齋宿三日而請曰。敢問今日正陽。細子願以受盟。黃帝乃與俱入齋室。割臂歃血。黃帝親祝曰。今日正陽。歃血傳方。有敢背此言者。[1]反受其殃。雷公再拜曰。細子受之。黃帝乃左握其

【校勘】
[1] 反：《太素》卷十四《人迎脉口診》作「必」。義勝。

手右授之書曰慎之慎之吾爲子言之凡刺之理經脉爲始營其所行知其度量內刺①五藏外刺②六府審察衛氣爲百病母調其虛實虛實乃止寫其血絡血盡不殆矣雷公曰此皆細子之所以通未知其所約也黃帝曰夫約方者猶約囊也囊滿而弗約則輸泄方成弗約則神與弗俱③雷公曰願爲下材者勿滿而約之黃帝曰未滿而知約之以爲工不可

【校勘】

❶刺：本書《經脉》、《太素》卷十四《人迎脉口診》作「次」。聲近而誤，當據改。

❷外刺：本書《經脉》、《太素》卷十四《人迎脉口診》作「外別」。爲是，當據改。

❸神與弗俱：《太素》卷十四《人迎脉口診》作「神弗與俱」。

以爲天下師。雷公曰。願聞爲工。黃帝曰。寸口主中①。人迎主外。兩者相應。俱往俱來。若引繩大小齊等。春夏人迎微大。秋冬寸口微大。如是者名曰平人。人迎大一倍于寸口。病在足少陽。一倍而躁在手少陽。人迎二倍。病在足太陽。二倍而躁。病在手太陽。人迎三倍。病在足陽明。三倍而躁。病在手陽明。盛則爲熱。虛則爲寒。緊則爲痛痺。代則乍甚乍間。盛則瀉、

【校勘】

①中：《甲乙經》卷四《經脉》作「内」。義勝。

之虛則補之。緊❶痛則取之分肉。代則取血絡。且飲藥。陷下則灸之。不盛不虛。以經取之。名曰經刺。人迎四倍者。且大且數。名曰溢陽。溢陽爲外格❷。死不治。必審按其本末。察其寒熱。以驗其藏府之病。寸口大于人迎一倍。病在足厥陰。一倍而躁。在手心主。寸口二倍。病在足少陰。二倍而躁。在手少陰。寸口三倍。病在足太陰。三倍而躁。在手太陰。盛則脹滿。寒中

【校勘】

❶痛：《甲乙經》卷四《經脉》無。

❷名曰溢陽，溢陽爲外格：《太素》卷十四《人迎脉口診》作「名曰外格」，無「名曰溢陽溢陽爲」五字。

食不化。虛則熱中出糜❶。少氣。溺色變。緊則痛痹。代則乍痛乍止。盛則寫之。虛則補之。緊則先刺而後灸之。代則取血絡而後調之❷。陷下則徒灸之。陷下者。脉血結于中。中有著血。血寒。故宜灸之。不盛不虛。以經取之。寸口四倍者。名曰內關。內關者。且大且數。死不治。必審察其本末之寒溫❸。以驗其藏府之病。通其營輸。乃可傳于大數。大數曰。盛則徒❹寫之。虛則

【校勘】

❶糜：《太素》卷十四《人迎脉口診》、《甲乙經》卷四《經脉》作「糜」。

❷而後調之：《太素》卷十四《人迎脉口診》作「而泄之」。

❸必審察其本末之寒溫：《甲乙經》卷四《經脉》作「必審按其本末，察其寒溫」。義勝。

❹徒：《甲乙經》卷四《經脉》作「從」。

①徒補之。緊則灸刺。且飲藥。陷下則徒灸之。不盛不虛。以經取之。所謂經治者。飲藥。亦②曰灸刺。脉急則引。脉大以③弱。則欲安靜。用力無勞④也。

歃楚洽切

○五色第四十九

雷公問于黃帝曰。五⑤色獨決于明堂乎。小子未知其所謂也。黃帝曰。明堂者鼻也。闕者眉間也。庭者顏也。蕃者頰側也。蔽者耳門也。其

【校勘】

❶徒：《甲乙經》卷四《經脉》作「從」。

❷曰：《甲乙經》卷四《經脉》作「用」。

❸脉大以弱：《甲乙經》卷四《經脉》「脉大」作「脉代」。《太素》卷十四《人迎脉口診》無「以弱」。

❹用力無勞也：《太素》卷十四《人迎脉口診》、《甲乙經》卷四《經脉》作「無勞用力」。

❺五色：《甲乙經》卷一《五色》「五色」上有「五藏」二字。

間欲方大。去之十步。皆見于外。如是者壽。必中百歲。雷公曰。五官之辨。奈何。黃帝曰。明堂骨高以起。平以直。五藏次于中央。六府挾其兩側。首面上于闕庭。王宮在于下極。五藏安于胷中。真色以致。病色不見。明堂潤澤以清。五官惡得無辨乎。雷公曰。其不辨者。可得聞乎。黃帝曰。五色之見也。各出其色部。部骨陷者。必不免于病矣。其色部❶乘襲者。雖病甚。不

【校勘】

❶色部：《甲乙經》卷一《五色》作「部色」。

死矣雷公曰官五色奈何黃帝曰青黑爲痛黃赤爲熱白爲寒是謂五官雷公曰病之益甚與其方衰如何黃帝曰外内皆在焉切其脉口滑小緊以沉者病益甚在中人迎氣大緊以浮者其病益甚在外其脉口浮滑者病日進人迎沉而滑者病日損其脉口滑以沉者病日進❶在内其人迎脉滑盛以浮者其病日進在外脉之浮沉及人迎與寸口氣小大

【校勘】

❶進：《太素》卷十四《人迎脉口診》作「損」。

等者。病難已。病之在藏，沉而大者。易已。小爲逆。病在府，浮而大者，其病易已。人迎盛堅❶者。傷於寒。氣口盛堅❶者。傷於食。雷公曰。以色言病之間甚。奈何。黃帝曰。其色麤以明❷。沉大者爲甚。其色上行者。病益甚。其色下行。如雲徹散者。病方以。五色各有藏部。有外部。有内部也。色從外部走内部者。其病從外走内。其色從内走外者。其病從内走外。病生於内者。先

【校勘】

❶堅：《太素》卷十四《人迎脉口診》、《甲乙經》卷四《經脉》作「緊」。

❷明：《甲乙經》卷一《五色》「明」下有「者爲間」三字，與下文「爲甚」爲對文。義勝。

治其陰。後治其陽。反者益甚。其病生於陽❶者。先治其外❷。後治其內❸。反者益甚。其脈滑大以代而長者。病從外來。目有所見。志有所惡。此陽氣之并也。可變而已❹。雷公曰。小子聞風者百病之始也。厥逆❺者。寒濕之起也。別之奈何。黃帝曰。常候闕中❻。薄澤為風。沖濁為痺。在地為厥。此其常也。各以其色言其病。雷公曰。人不病卒死。何以知之。黃帝曰。大氣入于藏府

【校勘】

❶其病生於陽：《甲乙經》卷一《五色》無「其」字，「陽」作「外」。

❷外：《甲乙經》卷一《五色》作「陽」。

❸內：《甲乙經》卷一《五色》作「陰」。

❹其脈滑大……可變而已：此三十一字乃屬脈論，不應置「以色言病」之後。《甲乙經》卷四《經脈》移置在上節「脈口盛緊者傷於食」之後，似是。

❺厥逆：「厥逆」與下「寒濕之起不合」，據文義應作「厥痹」。義勝。

❻常候闕中：《甲乙經》卷一《五色》作「當候眉間」。

者不病而卒死矣。雷公曰：病小愈而卒死者，何以知之？黄帝曰：赤色出兩顴，大如母指者，病雖小愈，必卒死。黑色出於庭，大如母指，必不病而卒死。雷公再拜曰：善哉！其死有期乎？黄帝曰：察色以言其時。雷公曰：善乎！願卒聞之。黄帝曰：庭者，首面也；闕上者❶，咽喉也；闕中❷者，肺也；下極者，心也；直下者，肝也；肝左者，膽也；下者，脾也；方上者，胃也；中央者，大腸也；挾

【校勘】

❶ 闕上者：《甲乙經》卷一《五色》作「眉間以上」。

❷ 闕中者：《甲乙經》卷一《五色》作「眉間以中」。

大腸者❶○腎也○當腎者○臍也○面王以上者○小腸也○面王以下者○膀胱子處也○顴者○肩也○顴後者○臂也○臂下者○手也○目内眥上者○膺乳也○挾繩而上者○背也○循牙車以下❷者○股也○中央者○膝也○膝以下者○脛也○當脛以下者○足也○巨分者○股裏也○巨屈者○膝臏也○此五藏六府肢節之部也○各有部分○有部分❸○用陰和陽○用陽和陰○❹當明部分○萬舉萬當○能別左右○是謂大道

【校勘】

❶挾大腸者：《甲乙經》卷一《五色》作「俠徬」。義勝。

❷下：《甲乙經》卷一《五色》作「上」。

❸有部分：「有部分」三字重文，疑衍，當刪。

❹當：《甲乙經》卷一《五色》作「審」。

男女異位，故曰陰陽。審察澤夭，謂之良工。沉濁爲內，浮澤①爲外。黃赤爲風，青黑爲痛，白爲寒。黃而膏潤②爲膿，赤甚者爲血。痛甚爲攣，寒甚爲皮不仁。五色各見其部，察其浮沉，以知淺深；察其澤夭，以觀成敗；察其散摶③，以知遠近；視色上下，以知病處；積神于心，以知往今。故相氣不微，不知是非；屬意勿去，乃知新故。色明不麤，沉夭爲甚；不明不澤，其病不甚。其

【校勘】

① 澤：《甲乙經》卷一《五色》、《千金要方》卷十九《腎藏脉論》作「清」，與上爲對文。

② 潤：《甲乙經》卷一《五色》作「澤」。

③ 摶：《甲乙經》卷一《五色》作「浮」。

色散駒駒然未有聚其病散而氣痛聚未成也腎乘心心先病腎爲應色皆如是男子色在于面王爲小腹痛下爲卵痛其圜直爲莖痛高爲本下爲首狐疝㿉陰❶之屬也女子在于面王爲膀胱子處之病散爲痛摶爲聚方員左右各如其色形其隨而下至胝爲淫有潤如膏狀爲暴食不潔左爲左右爲右其色有邪聚散而不端面色所指者也色者青黑

【校勘】

❶陰：《甲乙經》卷一《五色》「陰」下有「病」字。

赤白黃皆。端滿有別鄉。別鄉赤者。其色赤大如榆莢。在面王。為不日①。其色上銳。首空上向。下銳下向。在左右如法。以五色命藏。青為肝。赤為心。白為肺。黃為脾。黑為腎。肝合筋。心合脈。肺合脾。脾合肉。腎合骨也。

○論勇第五十

黃帝問于少俞曰。有人于此。並行並立。其年之長少等也。衣之厚薄均也。卒然遇烈風暴

【校勘】

① 日：《甲乙經》卷一《五色》作「月」。義勝。

雨。或病。或不病。或皆病。或皆不病。其故何也。少俞曰。帝問何急。黄帝曰。願盡聞之。少俞曰。春青①風。夏陽風。秋涼風。冬寒風。凡此四時之風者。其所病各不同形。黄帝曰。四時之風。病人如何。少俞曰。黄色薄皮弱肉者。不勝春之虚風。白色薄皮弱肉者。不勝夏之虚風。青色薄皮弱肉。不勝秋之虚風。赤色薄皮弱肉。不勝冬之虚風也。黄帝曰。黑色不病乎。少俞曰。

【校勘】

①青：《甲乙經》卷六《四時賊風邪氣大論》作「溫」，與下文例合。

黑色而皮厚肉堅固。不傷于四時之風。其皮薄而肉不堅色。不一者。長夏至而有虛風者。病矣。其皮厚而肌肉堅者。長夏至而有虛風不病矣。其皮厚而肌肉堅者。必重感于寒。外内皆然。乃病。黄帝曰。善。黄帝曰。夫人之忍痛與不忍痛者。非勇怯之分也。夫勇士之不忍痛者。見難則前。見痛則止。夫怯士之忍痛者。聞難則恐。遇痛不動。夫勇士之忍痛者。見難不恐。遇痛不動。夫怯士之不忍痛者。見難與痛。目轉面盻。恐不能言。失氣驚。顏色變化。乍死乍生。余見其然也。不知其何由。願聞其故。少俞曰。夫忍痛與不忍痛者。皮膚之薄厚。肌肉之堅脆。緩急之分也。非勇怯之謂也。黃帝曰。願聞勇怯之所由然。少俞曰。勇士者目深以固。長衡直揚。三焦理橫。其心端直。其肝大以堅。其膽滿以傍。怒則氣盛而胷張。肝舉而膽橫眥裂而目揚毛起而面蒼此勇士之由然者也黃帝曰願聞怯士之所由然少俞曰怯士者目大而不減陰陽相失其焦理縱䯏骭短而小肝系緩其膽不滿而縱腸胃挺脇下空雖方大怒氣不能滿其胷肝肺雖舉氣衰復下故不能久怒此怯士之所由然者也黃帝曰怯士之得酒怒不避勇士者何藏使然少俞曰酒者水穀之精熟穀之液也其氣

慓悍。其入于胃中。則胃脹。氣上逆。滿于胷中。肝浮膽橫。當是之時。固比于勇士。氣衰則悔。與勇士同類。不知避之。名曰酒悖也。

胃挺（下古便切）

○背腧第五十一

黃帝問于岐伯曰。願聞五藏之腧。出于背者。岐伯曰。胷中大腧。在杼骨之端。肺腧在三焦之間。心腧在五焦之間①。膈腧在七焦之間。肝

【校勘】

①五焦之間：《太素》卷十一《氣穴》作「椎之間」，《甲乙經》卷三《背自第一椎兩傍俠脊各一寸五分下至節凡四十二穴》作「五椎下兩傍」，《素問・血氣形志篇》王冰注同。

腧在九焦之間。脾腧在十一焦之間。腎腧在十四焦之間。背❶挾脊相去三寸所。則欲得而驗之。按其處。應在中而痛解。乃其腧也。灸之則可。刺之則不可。氣❷盛則瀉之。虛則補之。以火補者。毋吹其火。須自滅也。以火瀉者。疾吹其火。傳其艾。須其火滅也。

○衛氣❸第五十二

黃帝曰。五藏者。所以藏精神魂魄者也。六府

【校勘】

❶背：胡本作「皆」。

❷氣：《甲乙經》卷三《背自第一椎兩傍俠脊各一寸五分下至節凡四十二穴》無。

❸衛氣：篇名疑誤。《太素》卷十《經脉標本》，《甲乙經》卷二設有《十二經標本》篇。

者所以受水穀而行化物者也其氣内干①五藏而外絡肢節其浮氣之不循經者爲衛氣其精氣之行于經者爲營氣陰陽相隨外内相貫如環之無端亭亭淳淳乎孰能窮之然其分别陰陽皆有標本虚實所離之處能别陰陽十二經者知病之所生候②虚實之所在者能得病之高下知六③府之氣街者能知解結契紹于門户能知虚石④之堅軟者知補寫

【校勘】

①干：《太素》卷十《經脉標本》作「入于」二字。

②候：《太素》卷十《經脉標本》「候」上有「知」字。義勝。

③府：《甲乙經》卷二《十二經標本》作「經」。義勝。

④石：《太素》卷十《經脉標本》、《甲乙經》卷二《十二經標本》作「實」。義勝。

之所在。能知六經標本者。可以無惑于天下。岐伯曰。博哉聖帝之論。臣請盡意悉言之。足太陽之本。在跟以上五寸中。標在兩絡命門。命門者。目也。足少陽之本。在竅陰之間。標在窻籠之前。窻籠者。耳也。足少陰之本。在內踝下上三寸中[1]。標在背腧與舌下兩脉也。足厥陰之本。在行間上五寸所。標在背腧也。足陽明之本。在厲兌。標在人迎頰挾頏顙[2]也。足太

【校勘】

❶上三寸：《太素》卷十《經脉標本》、《千金要方》卷十九《腎藏脉論》作「二寸」。

❷頰挾頏顙：《太素》卷十《經脉標本》「頰」下有「下上」二字。《甲乙經》卷二《十二經標本》「頰挾」作「上頰」。

陰之本在中封前上四寸之中。標在背腧與舌本也。手太陽之本在外踝之後。標在命門之上一寸❶也。手少陽之本在小指次指之間上二寸。標在耳後上角下外眥也。手陽明之本在肘骨中。上至別陽。標在❷顔下合鉗上也。手太陰之本在寸口之中。標在腋內動❸也。手少陰之本在銳骨之端。標在背腧也。手心主之本在掌後兩筋之間二寸中。標在腋下下❹

【校勘】

❶ 一寸：《太素》卷十《經脉標本》、《千金要方》卷十九《心藏脉論》作「三寸」。

❷ 顔：《太素》卷十《經脉標本》作「頰」。

❸ 腋內動也：《甲乙經》卷二《十二經標本》「腋」下有「下」字，「動」下有「脉」字。《太素》卷十《經脉標本》同。

❹ 下下：《太素》卷十《經脉標本》「下」字不重，當刪其一。

三寸也。凡候此者。下虛則厥。下盛則熱。上虛則眩。上盛則熱痛。故石①者。絕而止之。虛者引而起之。請言氣街。胸氣有街。腹氣有街。頭氣有街。脛氣有街。故氣在頭者。止之于腦。氣在胸者。止之膺與背腧。氣在腹者。止②之背腧與衝脉于臍左右之動脉者。氣在脛者。止之于氣街與承山踝上以下。取此者。用毫鍼。必先按而在久。應于手。乃刺而予之。所治③者。頭痛

【校勘】

①石：《太素》卷十《經脉標本》、《甲乙經》卷二《十二經標本》作「實」。義勝。

②止：《甲乙經》卷二《十二經標本》作「上」。

③治：《甲乙經》卷二《十二經標本》作「刺」。

眩仆腹痛中滿暴脹及有新積痛可移者易已也積不痛難已也

鉗音鈐

○論痛第五十三

黃帝問于少俞曰筋骨之強弱肌肉之堅脆皮膚之厚薄腠理之踈密各不同其于鍼石火焫之痛何如腸胃之厚薄堅脆亦不等其於毒藥何如願盡聞之少俞曰人之骨強筋

❶弱肉緩皮膚厚者。耐痛。其于鍼石之痛火焫亦然。黄帝曰。其耐火焫者。何以知之。少俞荅曰。加以黑色而美骨者。耐火焫。黄帝曰。其不耐鍼石之痛者。何以知之。少俞曰。堅肉薄皮者。不耐鍼石之痛。于火焫亦然。黄帝曰。人之病。或同時而傷。或易已。或難已。其故何如。少俞曰。同時而傷。其身多熱者易已。多寒者難已。黄帝曰。人之勝毒。何以知之。少俞曰。胃厚

【校勘】

❶弱：《甲乙經》卷六《壽夭形診病候耐痛不耐痛大論》作「勁」。

色黑大骨①及肥者。皆勝壽。故其瘦而薄胃者。皆不勝壽也。

○天年第五十四

黃帝問于歧伯曰。願聞人之始生。何氣築爲基。何立而爲楯。何失而死。何得而生。歧伯曰。以母爲基。以父爲楯。失神者死。得神者生也。

黃帝曰。何者爲神。歧伯曰。血氣已和。榮衛已通。五藏已成。神氣舍心。魂魄畢具。乃成爲人。

【校勘】

①及：《甲乙經》卷六《壽夭形診病候耐痛不耐痛大論》作「肉」。

黃帝曰人之壽夭各不同或❶夭壽或卒死或病久願聞其道岐伯曰五藏堅固血脉和調肌肉解利皮膚緻密營衛之行不失其常呼吸微徐氣以度行六府化穀津液布揚各如其常故能長久黃帝曰人之壽百歲而死何以致之岐伯曰使道隧以長基牆高以方通調營衛三部三里起骨高肉滿百歲乃得終黃帝曰其氣之盛衰以至其死可得聞乎岐

【校勘】

❶夭：《太素》卷二《壽限》「夭」上有「或」字。

伯曰人生十歲五藏始定血氣已通其氣在下故好走二十歲血氣始盛肌肉方長故好趨三十歲五藏大定肌肉堅固血脉盛滿故好步四十歲五藏六府十二經脉皆大盛以平定腠理始踈榮華頹落髮頗[1]斑白平盛不搖故好坐五十歲肝氣始衰肝葉始薄膽汁始減[2]目始不明六十歲心氣始衰苦憂悲血氣懈惰故好臥七十歲脾氣虚皮膚[3]枯八十

【校勘】

❶頗：《太素》卷二《壽限》作「鬢」。義勝。

❷減：《太素》卷二《壽限》、《甲乙經》卷六《形氣盛衰大論》作「滅」。

❸皮膚枯：《甲乙經》卷六《形氣盛衰大論》「皮膚」下有「始」字，「枯」下有「故四肢不舉」五字。

歲。肺氣衰。魄離。故言善悞。九十歲。腎氣焦。四藏經脉空虛。百歲。五藏皆虛。神氣皆去。形骸獨居而終矣。黄帝曰。其不能終壽而死者。何如。岐伯曰。其五藏皆不堅。使道不長。空外以張。喘息暴疾。又卑基牆、薄脉少血。其肉不石❶。數中風寒❷。血氣虛。❸脉不通。眞邪相攻。亂而相引。故中壽而盡也。

○逆順第五十五

【校勘】

❶石：《太素》卷二《壽限》作「實」。爲是。

❷寒：《太素》卷二《壽限》無。

❸虛脉：《太素》卷二《壽限》無此二字。

黃帝問于伯高曰。余聞氣有逆順。脈有盛衰。刺有大約。可得聞乎。伯高曰。氣之逆順者。所以應天地陰陽四時五行也。脈之盛衰者。所以候血氣之虛實有餘不足。刺之大約者。必明知病之可刺。與其未可刺。與其已不可刺也。黃帝曰。候之奈何。伯高曰。兵法曰。無迎逢逢之氣。無擊堂堂之陣。刺法曰。無刺熇熇之熱。無刺漉漉之汗。無刺渾渾之脈。無刺病與脉相逆者。黃帝曰。候其可刺奈何。伯高曰。上工。刺其未生者也。其次。刺其未盛者也。其次。刺其已衰者也。下工。刺其方襲者也。與其形之盛者也。與其病之與脉相逆者也。故曰。方其盛❶也。勿敢毁傷。❷刺其已衰。❸事必大昌。故曰。上工治未病。不治已病。此之謂也。

逢蕭蒙切　熇呼木切

○五味第五十六

【校勘】

❶盛：《甲乙經》卷五《針灸禁忌》作「成」。義通。《釋名》：「成，盛也。」

❷勿敢毁傷：《素問·瘧論》作「必毁」。

❸刺其已衰：《素問·瘧論》作「因其衰也」。

黃帝曰。願聞穀氣有五味。其入五藏。分別奈何。伯高曰。胃者。五藏六府之海也。水穀皆入于胃。五藏六府。皆稟氣于胃。五味各走其所喜。穀味酸。先走肝。穀味苦。先走心。穀味甘。先走脾。穀味辛。先走肺。穀味鹹。先走腎。穀氣津液已行。營衛大通。乃化糟粕。以次傳下。黃帝曰。營衛之行奈何。伯高曰。穀始入于胃。其精微者。先出于胃之兩焦。以溉五藏。別出兩行。

營衛之道。其大氣之摶而不行者。積于胷中。命曰氣海。出于肺。循喉咽。故呼則出。吸則入。天地①之精氣。其大數常出三入一。故穀不入半日則氣衰。一日則氣少矣。黃帝曰。穀之五味。可得聞乎。伯高曰。請盡言之。五穀。秔米甘。麻②酸。大豆鹹。麥苦。黃黍辛。五果。棗甘。李酸。栗鹹。杏苦。桃辛。五畜。牛甘。犬酸。猪鹹。羊苦。雞辛。五菜。葵甘。韭酸。藿鹹。薤苦。葱辛。五色。黃色③宜

【校勘】

❶地：《太素》卷二《調食》無。

❷麻：《素問·藏氣法時論》作「小豆」。

❸色：《甲乙經》卷六《五味所宜五藏生病大論》無。

甘。青色①宜酸。黑色①宜鹹。赤色①宜苦。白色①宜辛。凡此五者。各有所宜。五宜所言五色②者。脾病者。宜食秔米飯牛肉棗葵。心病者。宜食麥羊肉杏薤。腎病者。宜食大豆黃③卷猪肉栗藿。肝病者。宜食麻④犬肉李韭。肺病者。宜食黃黍雞肉桃葱。五禁。肝病禁辛。心病禁鹹。脾病禁酸。腎病禁甘。肺病禁苦⑤。肝色青。宜食甘。秔米飯牛肉棗葵皆甘。心色赤。宜食酸。大⑥肉麻李韭

【校勘】

①色：《甲乙經》卷六《五味所宜五藏生病大論》無。

②五宜所言五色：《太素》卷二《調食》作「所言五宜」，與上下文義合。義勝。

③黃卷：《甲乙經》卷六《五味所宜五藏生病大論》無此二字。

④麻：《素問・藏氣法時論》作「小豆」。

⑤腎病禁甘，肺病禁苦：《甲乙經》卷六《五味所宜五藏生病大論》作「肺病禁苦，腎病禁甘」，互易，合五行相生之次，當乙正。

⑥大：《素問・藏氣法時論》作「犬」。

皆酸。脾色黄宜食鹹。大豆豕肉栗藿皆鹹。肺色白。宜食苦。麥羊肉杏薤皆苦。腎色黑。宜食辛。黄黍雞肉桃葱皆辛。

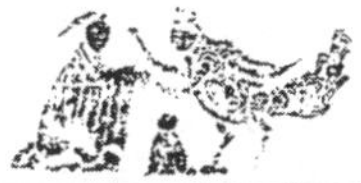

黃帝素問靈樞經卷之八

黄帝素問靈樞經卷之九

○水脹第五十七

黄帝問于岐伯曰。水與膚脹。鼓脹。腸覃。石瘕。石水❶。何以别之。岐伯答曰。水始起也。目窠上微腫❷。如新卧起之狀。其頸脉動。時欬。陰股間寒。足脛瘇❸。腹乃大。其水已成矣。以手按其腹。隨手而起。如裹水之狀。此其候也。黄帝曰。膚脹何以候之。岐伯曰。膚脹者。寒氣客于皮膚

【校勘】

❶石水：《甲乙經》卷八《水膚脹鼓脹腸覃石瘕》、《千金要方》卷二十一《水腫》無此二字。疑衍。

❷微腫：《脉經》卷八《平水氣黄汗氣分脉證》「腫」作「擁」，《太素》卷二十九《脹論》作「癰」。疑作「壅」。「擁」「癰」「壅」，音義通。

❸瘇：《甲乙經》卷八《水膚脹鼓脹腸覃石瘕》作「腫」。

之間。鼞鼞❶然不堅。腹大。身盡腫。皮厚。按其腹。窅❷而不起。腹色不變。此其候也。鼓脹何如。岐伯曰。腹脹身皆大。大與膚脹等也。色蒼黃。腹筋❸起。此其候也。腸覃何如。岐伯曰。寒氣客于腸外。與衛氣❹相搏。氣不得榮。因有所繫。癖❺而内著。惡氣乃起。瘜肉乃生。其始生也。大如雞卵。稍以益大。至其成。如懷子之狀。久者離歲。按之則堅。推之則移。月事以時下。此其候也。

【校勘】

❶鼞鼞：《太素》卷二十九《脹論》、《甲乙經》卷八《水膚脹鼓脹腸覃石瘕》、《千金要方》卷二十一《水腫》作「殼殼」。

❷窅：《甲乙經》卷八《水膚脹鼓脹腸覃石瘕》作「腹陷」。

❸筋：《太素》卷二十九《脹論》、《千金要方》卷二十一《水腫》作「脉」。

❹衛氣：《千金要方》卷二十一《水腫》作「胃氣」。

❺癖：《太素》卷二十九《脹論》、《甲乙經》卷八《水膚脹鼓脹腸覃石瘕》作「瘕」。

①石瘕何如。岐伯曰。石瘕生于胞中。寒氣客于子門。子門閉塞。氣不得通。惡血當寫不寫。衃以留止。日以益大。狀如懷子。月事不以時下。皆生于女子。可導而下。黃帝曰。膚脹鼓脹可刺邪。岐伯曰。先寫其脹②之血絡。後調其經。刺去其血絡③也。

○賊風第五十八

黃帝曰。夫子言賊風邪氣之傷人也。令人病

【校勘】

❶石：「石」上疑脫「黃帝曰」三字。

❷先瀉其脹：《太素》卷二十九《脹論》、《甲乙經》卷八《水膚脹鼓脹腸覃石瘕》「瀉」作「刺」，「脹」作「腹」。

❸刺去其血絡：「去」字疑衍。《太素》卷二十九《脹論》、《甲乙經》卷八《水膚脹鼓脹腸覃石瘕》「絡」作「脉」。《太素》卷二十九《脹論》作「亦刺其血絡」。義勝。

焉。今有其不離屏蔽。不出空穴❶之中。卒然病者。非不❷離賊風邪氣。其故何也。岐伯曰。此皆嘗有所傷于濕氣。藏于血脉之中。分肉之間。久留而不去。若有所墮墜。惡血在内而不去。卒然喜怒不節。飲食不適。寒温不時。腠理閉而不通。其開而遇風寒。則血氣凝結。與故邪相襲。則爲寒痹。其有熱則汗出。汗出則受風。雖不遇賊風邪氣。必有因加而發焉。黄帝曰。

【校勘】

❶空穴：《太素》卷二十八《諸風雜論》作「室内」。《甲乙經》卷六《四時賊風邪氣大論》作「室穴」。義勝。

❷不：《太素》卷二十八《諸風雜論》作「必」。義勝。

❶今夫子之所言者。皆病人之所自知也。其毋所遇邪氣、又毋怵惕之所志。❷卒然而病者。其故何也。唯有因鬼神之事乎。岐伯曰。此亦有故。邪留而未發。因而志有所惡。及有所慕。血氣內亂。兩氣相搏。其所從來者微。視之不見。聽而不聞。故似鬼神。黃帝曰。其祝而已者。其故何也。岐伯曰。先巫者。❸因知百病之勝。先知其病之所從生者。可祝而已也。

【校勘】

❶今：《甲乙經》卷六《四時賊風邪氣大論》無。

❷之：《甲乙經》卷六《四時賊風邪氣大論》無。

❸因：《太素》卷二十八《諸風雜論》作「固」。

○衛氣失常第五十九

黃帝曰。衛氣之留于腹中。搐積不行。苑蘊不得常所。使人肢脇胃中滿。喘呼逆息者。何以去之。伯高曰。其氣積于胷中者。上取之。積于腹中者。下取之。上下皆滿者。傍取之。黃帝曰。取之奈何。伯高對曰。積于上。寫人迎天突喉中。積于下者。寫三里與氣街。上下皆滿者。上下取之。與季脇之下一寸。一本云季脇之下深一寸重者。

雞足取之。診視其脉大而弦急。及絕不至者。及腹皮急甚者。不可刺也。黃帝曰善。黃帝問于伯高曰。何以知皮肉氣血筋骨之病也。伯高曰。色起兩眉❶薄澤者。病在皮。脣色青黃赤白黑者。病在肌肉。營氣濡然者。病在血氣❷。目色青黃赤白黑者。病在筋。耳焦枯受塵垢。病在骨。黃帝曰。病形何如❸。取之柰何。伯高曰。夫百病變化。不可勝數。然皮有部。肉有柱。血氣

【校勘】

❶眉：《甲乙經》卷六《內外形診老壯肥瘦病旦慧夜甚大論》「眉」下有「間」字。

❷氣：《千金翼方》卷二十五《診氣色法》作「脉」。

❸病形何如：《千金翼方》卷二十五《診氣色法》作「病狀如是」。義勝。

有輸①骨有屬。黄帝曰。願聞其故。伯高曰。皮之部。輸于四末②。肉之柱。在臂脛諸陽分肉之間。與足少陰分間。血氣之輸。輸于諸絡。氣血留居。則盛而起。筋部無陰無陽。無左無右。候病所在。骨之屬者。骨空之所以受益③而益腦髓者也。黄帝曰。取之奈何。伯高曰。夫病變化。浮沉深淺。不可勝窮。各在其處④。病間者淺之。甚者深之。間者小之。甚者衆之。隨變而調氣。故

【校勘】

①輸：《千金翼方》卷二十五《診氣色法》「輸」下有「筋有結」三字。按下文有「筋部無陰無陽」等句，與「筋有結」正相呼應，當據補。

②腧於四末：《甲乙經》卷六《内外形診老壯肥瘦病旦慧夜甚大論》作「腧在于四末」，義甚明。此指皮部的腧穴在四肢。後皆仿此。

③益：《千金翼方》卷二十五《診氣色法》作「津液」。《甲乙經》卷六《内外形診老壯肥瘦病旦慧夜甚大論》作「液」，爲是。

④黄帝曰……各在其處：《千金翼方》卷二十五《診氣色法》作「若病取之者，必須候病爲甚者也」。按此數句與上節義重。可參。

曰上工。黃帝問于歧伯❶曰。人之肥瘦大小寒溫。有老壯少小。別之奈何。伯高對曰。人年五十已上爲老。二❷十已上爲壯。十八已上爲少。六歲已上爲小。黃帝曰。何以度知其肥瘦。伯高曰。人有肥❸有膏有肉。黃帝曰。別此奈何。伯高曰。䐃❹肉堅。一本云䐃肉 皮滿者。肥❸。䐃肉不堅。皮緩者。膏。皮肉不相離者。肉。黃帝曰。身之寒溫何如。伯高曰。膏者。其肉淖而麤理者。身寒。細

【校勘】

❶歧伯：據下文答語，當作「伯高」。爲是。

❷二：《甲乙經》卷六《內外形診老壯肥瘦病旦慧夜甚大論》作「三」。爲是。

❸肥：《甲乙經》卷六《內外形診老壯肥瘦病旦慧夜甚大論》作「脂」。

❹䐃內：《甲乙經》卷六《內外形診老壯肥瘦病旦慧夜甚大論》作「䐃」。爲是，當據改。

理者。身熱脂者。其肉堅。細理者熱。麤理者寒。黃帝曰。其肥瘦大小奈何。伯高曰。膏者。多氣而皮縱緩。故能縱腹垂腴。肉者。身體容大。脂者。其身收小。黃帝曰。三者之氣血多少何如。伯高曰。膏者。多氣。多氣者。熱。熱者。耐寒。肉者。多血❶則充形。充形則平。脂者。其血清。氣滑少。故不能大。此別于衆人者也。黃帝曰。衆人奈何。伯高曰。衆人皮肉脂膏不能相加也。血與

【校勘】

❶ 血：《甲乙經》卷六《内外形診老壯肥瘦病旦慧夜甚大論》重「多血者」三字，與上文「多氣」句合。可參。

氣不能相多。故其形不小不大。各自稱其身。命曰衆人。黄帝曰。善。治之奈何。伯高曰。必先别其三形。血之多少。氣之清濁。而後調之。治無失常經。是故膏人。縱腹垂腴。肉人者。上下容大。脂人者。雖脂不能大者。

○玉版第六十

黄帝曰。余以小鍼爲細物也。夫子乃言上合之于天。下合之于地。中合之于人。余以爲過鍼之意矣。願聞其故。岐伯曰。何物大於天❶乎。夫大于鍼者。惟五兵者焉。五兵者。死之備也。非生之具。且夫人者。天地之鎮也。其不可不參乎。夫治民者。亦唯鍼焉。夫鍼之與五兵。其孰小乎。黃帝曰。病之生時。有喜怒不測。飲食不節。陰氣不足。陽氣有餘。營氣不行。乃發爲癰疽。陰陽不通。兩❷熱相搏。乃化爲膿。小鍼能取之乎。岐伯曰。聖人不能使化者。爲之。邪不

【校勘】

❶天：《太素》卷二十三《癰疽逆順刺》作「針者」。爲是。

❷兩：《甲乙經》卷十一《寒氣客於經絡之中發癰疽風成發厲浸淫》作「而」。

可留也。故兩軍相當，旗幟相望。白刃陳于中野者。此非一日之謀也。能使其民令行禁止，士卒無白刃之難者。非一日之教①也。須臾之得也②。夫至使身被癰疽之病，膿血之聚者。不亦離道遠乎。夫癰疽之生，膿血之成也。不從天下。不從地出③。積微④之所生也。故聖人自⑤治于未有形也。愚者遭其已成也。黃帝曰：其已形。不予遭⑥。膿已成。不予見⑦。爲之奈何。岐伯曰：

【校勘】

①教：《太素》卷二十三《癰疽逆順刺》作「務」。

②須臾之得也：《太素》卷二十三《癰疽逆順刺》作「須久之方得也」。義勝。

③不從……地出：《甲乙經》卷十一《寒氣客於經絡之中發癰疽風成發厲浸淫》無此八字。

④微：《甲乙經》卷十一《寒氣客於經絡之中發癰疽風成發厲浸淫》作「聚」。

⑤自：《太素》卷二十三《癰疽逆順刺》作「之」。

⑥不予遭：《甲乙經》卷十一無此三字。

⑦不予見：《甲乙經》卷十一無此三字。

膿已成。十死一生。故聖人弗使已成。而明為良方。著之竹帛。使能者踵而傳之後世。無有終時者。為其不予遭也。黃帝曰。其已有膿血而後遭乎①。不導之以小鍼治乎。岐伯曰。以小治小者其功小。以大治大者多害②。故其已成膿血③者。其唯砭石鈹鋒之所取也。黃帝曰。多害者其不可全乎。岐伯曰。其在逆順焉。黃帝曰。願聞逆順。岐伯曰。以為傷者。其白眼青黑

【校勘】

①其已有膿血而後遭乎：《甲乙經》卷十一《寒氣客於經絡之中發癰疽風成發厲浸淫》「已」下有「成」字，無「而後遭乎」四字，與後文相貫，義勝。

②多害：《甲乙經》卷十一《寒氣客於經絡之中發癰疽風成發厲浸淫》作「其功大」，此下并有「以小治大者多害大」八字，文義甚明。

③血：《太素》卷二十三《癰疽逆順刺》無。

眼小。是一逆也。内藥而嘔者。是二逆也。腹痛渴甚。是三逆也。肩項中不便。是四逆也。音嘶色脱。是五逆也。除此五者。爲順矣。黄帝曰。諸病皆有逆順。可得聞乎。岐伯曰。腹脹身熱脉❶大。是一逆也。腹鳴而滿。四肢清泄。其脉大。是二逆也。衄❷而不止。脉大。是三逆也。咳且溲血脱形。其脉小勁。是四逆也。欬。脱形。身熱。脉小以疾。是謂五逆也。如是者。不過十五日而死

【校勘】

❶大：《甲乙經》卷四《經脉》原校云：「一作小。」按腹脹、身熱，脉大爲順，脉小爲逆，故作「小」爲是。

❷而：《甲乙經》卷四《經脉》作「血」。義勝。

矣其腹大脹四末清脫形泄甚是一逆也腹脹便血其脉大時絶是二逆也欬溲血形肉脫脉搏是三逆也嘔血胷滿引背脉小而疾是四逆也欬嘔腹脹且飱泄其脉絶是五逆也如是者不及一時而死矣工不察此者而剌之是謂逆治黄帝曰夫子之言鍼甚駿以配天地上數天文下度地紀内別五藏外次六府經脉二十八會盡有周紀能殺生人不

能起死者。子能反之乎。岐伯曰。能殺生人。不能起死者也。黄帝曰。余聞之。則爲不仁。然願聞其道。弗行於人。岐伯曰。是明道也。其必然也。其如刀劍之可以殺人。如飲酒使人醉也。雖勿診。猶可知矣。黄帝曰。願卒聞之。岐伯曰。人之所受氣者。穀也。穀之所注者。胃也。胃者。水穀氣血之海也。海之所行雲氣❶者。天下也。胃之所出氣血者。經隧也。經隧者。五藏六府

【校勘】

❶氣：《甲乙經》卷五《針灸禁忌》作「雨」。

之大絡也。迎❶而奪之而已矣。黃帝曰。上下有數乎。岐伯曰。迎之五里。中道而止。五至而已。五往而藏之氣盡矣。故五五二十五而竭其輸矣。此所謂奪其天氣者也。非能絕其命而傾其壽者也。黃帝曰。願卒聞之。岐伯曰。闚門而刺之者。死于家中。入門而刺之者。死于堂上。黃帝曰。善乎方。明哉道。請著之玉版。以爲重寶。傳之後世。以爲刺禁。令民勿敢犯也。

【校勘】

❶迎：《甲乙經》卷五《針灸禁忌》作「逆」。

○五禁第六十一

黃帝問于歧伯曰。余聞刺有五禁。何謂五禁❶。歧伯曰。禁其不可刺也。黃帝曰。余聞刺有五奪。歧伯曰。無竊其不可奪者也。黃帝曰。余聞刺有五過❷。歧伯曰。補寫無過其度。黃帝曰。余聞刺有五逆。歧伯曰。病與脉相逆。命曰五逆。黃帝曰。余聞刺有九宜❸。歧伯曰。明知九鍼之論。是謂九宜。黃帝曰。何謂五禁。願聞其不可

【校勘】

❶何謂五禁：此句與下節黃帝問重，疑衍。

❷五過：本篇後無敘文，疑有脫誤。

❸九宜：本篇後無敘文，疑有脫誤。

刺之時。岐伯曰。甲乙日自乘。無刺頭。無發矇于耳內。丙丁日自乘。無振埃于肩喉廉泉。戊已日自乘四季。無刺腹去爪寫水。庚辛日自乘。無刺關節于股膝。壬癸日自乘。無刺足脛。是謂五禁。黃帝曰。何謂五奪。岐伯曰。形肉已奪。是一奪也。大奪血之後。是二奪也。大汗出之後。是三奪也。大泄之後。是四奪也。新產及大血之後。是五奪也。此皆不可寫。黃帝曰。何謂五逆。岐伯曰。熱病脉靜。汗已出。脉盛躁。是一逆也。病泄脉洪大。是二逆也。著痺不移。䐃肉破。身熱脉偏絶。是三逆也。淫而奪形。身熱。色。夭然白。及後下血衃[1]。血衃篤重。是謂[2]四逆也。寒熱奪形。脉堅搏。是謂五逆也。

○動輸第六十二

黄帝曰。經脉十二。而手太陰足少陰陽明。獨動不休。何也。岐伯曰。是明[3]胃脉也。胃爲五藏

【校勘】

❶血衃：《甲乙經》卷五《針灸禁忌》無此二字。疑衍。

❷謂：《甲乙經》卷五《針灸禁忌》無，與上文例合。

❸是明：《太素》卷九《脉行同異》、《甲乙經》卷二《十二經脉絡脉支别》作「足陽明」。爲是，當據改。

六府之海。其清氣上注于肺。肺氣從太陰而行之。其行也。以息往來。故人一呼。脉再動。一吸脉亦再動。呼吸不已。故動而不止。黃帝曰。氣之過于寸口也。上十焉息。下八焉伏。❶何道從還。不知其極。岐伯曰。氣之離藏也。卒然如弓弩之發。如水之下岸。❷上于魚以反衰。其餘❸氣衰散以逆上。故其行微。黃帝曰。足之陽明。何因而動。岐伯曰。胃氣上注于肺。其悍氣上

【校勘】

❶上十焉息，下八焉伏：《太素》卷九《脉行同異》作「上焉息，下焉伏」。《甲乙經》卷二《十二經脉絡脉支別》作「上出焉息，下出焉伏」。

❷如水之下岸：《甲乙經》卷二《十二經脉絡脉支別》作「如水岸之下」。《太素》卷九《脉行同異》「岸」作「崖」。

❸氣：《太素》卷九《脉行同異》無。

衝頭者。循咽。上走空竅。循眼系。入絡腦。出顑。下客主人。循牙車。合陽明。幷下人迎。此胃氣別走于陽明者也。故陰陽上下。其動也若一。故陽病而陽脉小者。爲逆。陰病而陰脉大者。爲逆。故陰陽俱靜俱動。若引繩相傾者病。黄帝曰。足少陰何因而動。岐伯曰。衝脉者。十二經[1]之海也。與少陰之大絡。起于腎下。出于氣街。循陰股内廉。邪入膕中。循脛骨内廉。並少

【校勘】

❶ 經：《甲乙經》卷二《十二經脉絡脉支別》「經」下有「脉」字。

陰之經。下入內踝之後。入足下。其別者。邪入踝。出屬跗上。入大指之間。注諸絡。以溫足脛①。此脉之常動者也。黃帝曰。營衛之行也。上下相貫。如環之無端。今有其卒然遇邪氣。及逢大寒。手足懈惰。其脉陰陽之道。相輸之會。行相失也。氣何由還。岐伯曰。夫四末陰陽之會者。此氣之大絡也。四街者。氣之徑路②也。故絡絕則徑③通。四末解則氣從合。相輸如環。黃帝

【校勘】

① 脛：《甲乙經》卷二《十二經脉絡脉支別》作「跗」。

② 路：《太素》卷九《脉行同異》、《甲乙經》卷二《十二經脉絡脉支別》無。

③ 徑：《太素》卷九《脉行同異》、《甲乙經》卷二《十二經脉絡脉支別》作「經」。

曰善。此所謂如環無端。莫知其紀。終而復始。此之謂也。

○五味論第六十三

黃帝問于少俞曰。五味入于口也。各有所走。各有所病。酸走筋。多食之令人癃。鹹走血。多食之令人渴。辛走氣。多食之令人洞心。苦走骨。多食之令人變嘔。甘走肉。多食之令人悗心。余知其然也。不知其何由。願聞其故。少俞荅曰酸入于胃其氣澀以收①上之兩焦弗能出入也不出卽留于胃中胃②中和溫則下注膀胱膀胱之胞薄以懦得酸則縮綣約而不通水道不行故癃陰者積筋之所終③也故酸④入而走筋矣黃帝曰鹹走血多食之令人渴何也少俞曰鹹入于胃其氣上走中焦注于脈則血氣走之血與鹹相得則凝凝則胃中汁注之注之則胃中竭竭則咽路焦故舌本

【校勘】

①以收：《甲乙經》卷六《五味所宜五藏生病大論》無此二字。

②胃：《太素》卷二《調食》、《甲乙經》卷六《五味所宜五藏生病大論》作「骨」。爲是。

③終：《甲乙經》卷六《五味所宜五藏生病大論》、《千金要方》卷二十六《序論》「終」下有「聚」字。

④入：《甲乙經》卷六《五味所宜五藏生病大論》「入」下有「胃」字。後同。

乾而善渴。血脉者。中焦之道也。故鹹入而走血矣。黃帝曰。辛走氣。多食之。令人[1]洞心。何也。少俞曰。辛入于胃。其氣走于上焦。上焦者。受氣而營諸陽者也。薑韭之氣薰之。營衛之氣不時受之。久留心下。故洞[2]心。辛與氣俱行。故辛入而與汗俱出。黃帝曰。苦走骨。多食之。令人變嘔。何也。少俞曰。苦入于胃。五穀之氣。皆不能勝苦。苦入下[3]脘。三焦之道皆閉而不通。

【校勘】

[1] 洞：《千金要方》卷二十六《序論》作「愠」。《甲乙經》卷六《五味所宜五藏生病大論》校注：「洞，一作煴」。

[2] 洞心：《千金要方》卷二十六《序論》作「愠愠痛也」。

[3] 脘：《甲乙經》卷六《五味所宜五藏生病大論》、《千金要方》卷二十六《序論》「脘」下有「下管者」三字。

故變嘔齒者。骨之所終也。故苦入而走骨。故入而復出[1]知其走骨也。黃帝曰。甘走肉多食之令人悗心。何也。少俞曰。甘入于胃[2]其氣弱[3]小。不能上至于上焦。而與穀留于胃中者。令人柔潤者也。胃柔則緩。緩則蟲動。蟲動則令人悗心。其氣外通於肉。故甘走肉。

〇陰陽二十五人第六十四

黃帝曰。余聞陰陽之人。何如。伯[4]高曰。天地之

【校勘】

❶出：《甲乙經》卷六《五味所宜五藏生病大論》、《千金要方》卷二十六《序論》「出」下有「齒必黧疏」四字。

❷胃：《甲乙經》卷六《五味所宜五藏生病大論》作「脾」。本書《九針論》：「甘入脾」，《素問·宣明五氣篇》同。義勝。

❸小：《太素》卷二《調食》、《甲乙經》卷六《五味所宜五藏生病大論》作「少」。似是。

❹伯高：《甲乙經》卷一《陰陽二十五人形性血氣不同》作「少師」。

閒。六合之內。不離于五。人亦應之。故五五二十五人之政①。而陰陽之人不與焉。其態又不合于衆者五。余已知之矣。願聞二十五人之形。血氣之所生。別。而以候。從外知內。何如。岐伯曰。悉乎哉問也。此先師之秘也。雖伯高猶不能明之也。黃帝避席遵循而却曰。余聞之。得其人弗教。是謂重失。得而泄之。天將厭之。余願得而明之。金櫃藏之。不敢揚之。岐伯曰。

【校勘】

① 政：《甲乙經》卷一《陰陽二十五人形性血氣不同》作「形」。似是。

先立五形金木水火土。別其五色。異其五形❶之人。而二十五人具矣。黃帝曰。願卒聞之。岐伯曰。慎之慎之。臣請言之。○木形之人。比於上角。似於蒼帝。其爲人❷。蒼色。小頭。長面。大肩。背直。身小。手足好。有才❸。勞心。少力。多憂勞於事。能春夏不能秋冬。感而病生❹。足厥陰佗佗然。○大角之人。比於左足少陽。少陽之上遺遺然。○左角之人。比於右足少陽。少陽之下

【校勘】

❶五形：《甲乙經》卷一《陰陽二十五人形性血氣不同》作「五聲」。爲是。

❷似于蒼帝其爲人：《甲乙經》卷一《陰陽二十五人形性血氣不同》無此七字。

❸好有才：《千金要方》卷十一《肝藏脉論》作「有才好」，「好」屬下讀。義勝。

❹感而病生：《甲乙經》卷一《陰陽二十五人形性血氣不同》「而病」作「而成病」，「生」作「主」，屬下讀。《千金要方》卷十一《肝藏脉論》「感」上有「秋冬」二字，與文例合，當據補。

隨隨然。一曰少角。○鈦角之人，比於右足少陽，少陽之上，推推然。一曰右角。○判角之人，比於左足少陽，少陽之下，栝栝然。○火形之人，比於上徵，似於赤帝。其爲人①，赤色，廣䏘，脱面，小頭，好肩背髀腹，小手足，行安地，疾心②，行搖，肩背肉滿，有氣，輕財，少信，多慮，見事明，好顏，急心，不壽暴死。能春夏不能秋冬，秋冬感而病生。手少陰核核然③。○質④徵之人，比於左手太陽，太

【校勘】

① 似於赤帝其爲人：《甲乙經》卷一《陰陽二十五人形性血氣不同》無此七字。

② 心：《千金要方》卷十一《肝藏脉論》無。

③ 手少陰核核然：《甲乙經》卷一《陰陽二十五人形性血氣不同》"核核"作「竅竅」。

④ 質：《甲乙經》卷一《陰陽二十五人形性血氣不同》作「太」。

陽之上。肌肌然。一日質之人 一日大徵 ○少徵之人。比於右手太陽。太陽之下。慆慆然。○右徵之人。比於右手太陽。太陽之上。鮫鮫然。一日熊熊然 ○質判①之人。比於左手太陽。太陽之下。支支頤頤然。一日質徵 ○土形之人。比於上宮。似於上古黄帝。其爲人②。黄色。圓面。大頭。美肩背。大腹。美股脛。小③手足。多肉。上下相稱。行安地。舉足浮。安心。好利人。不喜權勢。善附人也。能秋冬不

【校勘】

① 質判：《甲乙經》卷一《陰陽二十五人形性血氣不同》作「判徵」。校注：「一曰質徵」。

② 似於上古黄帝其爲人：《甲乙經》卷一《陰陽二十五人形性血氣不同》無此九字。

③ 小：疑作「大」。

能春夏，春夏感而病生。足太陰，敦敦然。○大宮之人，比於左足陽明，陽明之上，婉婉然。○加宮之人，比於左足陽明，陽明之下，坎坎然。一日衆之人。○少宮之人，比於右足陽明，陽明之上，樞樞然。○左宮之人，比於右足陽明，陽明之下，兀兀然。一日衆之人，一日陽明之上。○金形之人，比於上商，似於白帝。其爲人❶，方面，白色，小頭，小肩背，小腹，小手足，如骨發踵外，骨輕，身清廉，

【校勘】

❶似於白帝其爲人：《甲乙經》卷一《陰陽二十五人形性血氣不同》無此七字。

急心靜悍。善爲吏。能秋冬。不能春夏。春夏感而病生。手太陰。敦敦①然。○鈦②商之人。比於左手陽明。陽明之上。廉廉然。○右商之人。比於左手陽明。陽明之下。脫脫然。○大③商之人。比於右手陽明。陽明之上。監監然。○少商之人。比於右手陽明。陽明之下。嚴嚴然。○水形之人。比於上羽。似於黑帝。其爲人④。黑色。面不平。大頭⑤。廉⑥頤。小肩。大腹。動手足。發行。搖身。下尻

【校勘】

❶敦敦：《千金要方》卷十七《肺藏脉論》作「廉廉」。

❷鈦：《甲乙經》卷一《陰陽二十五人形性血氣不同》作「太」。

❸大：元刻本作「右」。

❹似於黑帝其爲人：《甲乙經》卷一《陰陽二十五人形性血氣不同》無此七字。

❺面不平大頭：《甲乙經》卷一《陰陽二十五人形性血氣不同》作「大頭面不平」。《千金要方》卷十九《腎藏脉論》作「大頭曲面」，義合。

❻廉：《甲乙經》卷一《陰陽二十五人形性血氣不同》作「廣」。

長背。延延然。不敬畏。善欺紿人。戮死。能秋冬。不能春夏。春夏感而病生。足少陰汗汗然。○大羽之人。比於右足太陽。太陽之上頰頰然。○少羽之人。比於左足太陽。太陽之下紆紆然。○衆之爲人。比於右足太陽。太陽之下潔潔然。一曰加之人○桎之爲人。比於左足太陽。太陽之上安安然。○是故五形之人二十五變者。衆之所以相欺者是也。黃帝曰。得其形不得其色何如岐伯曰形勝色色勝形者至其勝時年加①感則病行失則憂矣形色相得者富貴大樂黃帝曰其形色相勝之時年加可知乎岐伯曰凡年忌下上之人②大忌常加③七歲十六歲二十五歲三十四歲四十三歲五十二歲六十一歲皆人之大④忌不可不自安也感則病行⑤失則憂矣當此之時無爲姦事是謂年忌黃帝曰夫子之言脉之上下血氣

【校勘】

①年加：據文義疑作「年忌」。

②凡年忌下上之人：《甲乙經》卷一《陰陽二十五人形性血氣不同》作「凡人之」。義勝。

③加：《甲乙經》卷一《陰陽二十五人形性血氣不同》「加」上有「九歲」二字。當據補。

④大：《甲乙經》卷一《陰陽二十五人形性血氣不同》無。

⑤行：《甲乙經》卷一《陰陽二十五人形性血氣不同》無。

之候。以知形氣。奈何。岐伯曰。足陽明之上。血氣盛則髯美長。血少氣多則髯短。故氣少血多則髯少。血氣皆少則無髯。兩吻多畫。足陽明之下。血氣盛則下毛美長至胷。血多氣少則下毛美短至臍。行則善高舉足。足指少肉。足善寒。血少氣多則肉而善瘃。血氣皆少則無毛。有則稀枯悴。善痿厥足痹。足少陽之上。氣血盛則通髯美長。血多氣少則通髯美短。

血少氣多則少髯。血氣皆少則無鬚。感於寒濕則善痹。骨痛爪枯也。足少陽之下。血氣盛則脛毛美長。外踝肥。血多氣少則脛毛美短。外踝皮堅而厚。血少氣多則胻毛少。外踝皮薄而軟。血氣皆少則無毛。外踝瘦無肉。足太陽之上。血氣盛則美眉。眉有毫毛。血多氣少則惡眉。面多①少理。血少氣多則面多肉。血氣和則美色。足太陰之下。血氣盛則跟肉滿。踵

【校勘】

①少：《甲乙經》卷一《陰陽二十五人形性血氣不同》作「小」。義勝。

堅。氣少血多則瘦。跟空。血氣皆少則喜轉筋。
踵下痛。手陽明之上。血氣盛則髭美。血少氣
多則髭惡。血氣皆少則無髭。手陽明之下。血
氣盛則腋下毛美。手魚肉以溫。氣血皆少則
手瘦以寒。手少陽之上。血氣盛則眉美以長。
耳色美。血氣皆少則耳焦惡色。手少陽之下。
血氣盛則手捲多肉以溫。血氣皆少則寒以
瘦。氣少血多則瘦以多脉。手太陽之上。血氣

盛則有多鬚。面多肉以平。血氣皆少則面瘦惡①色。手太陽之下。血氣盛則掌肉充滿。血氣皆少則掌瘦以寒。黃帝曰。二十五人者。刺之有約乎。岐伯曰。美眉者。足太陽之脉。氣血多。惡眉者。血氣少。其肥而澤者。血氣有餘。肥而不澤者。氣有餘。血不足。瘦而無澤者。氣血俱不足。審察其形氣有餘不足而調之。可以知逆順矣。黃帝曰。刺其諸陰陽。奈何。岐伯曰。按

【校勘】
①惡：《甲乙經》卷一《陰陽二十五人形性血氣不同》作「黑」。

其寸口人迎以調陰陽切循其經絡之凝濇結而不通者此於身皆爲痛痹甚則不行故凝濇凝濇者致氣以温之血和乃止其結絡者脉結血不和❶決之乃行故曰氣有餘於上者導而下之氣不足於上者推而休❷之其稽留不至者因而迎之必明於經隧乃能持之寒與熱爭者導而行之其宛陳血不結者則而予之必先明知二十五人則❸血氣之所在

【校勘】

❶ 和：《甲乙經》卷一《陰陽二十五人形性血氣不同》作「行」。義勝。

❷ 休：《甲乙經》卷一《陰陽二十五人形性血氣不同》作「往」。本書《官能》：「上氣不足，推而揚之」，作「揚」。義勝。

❸ 則：《甲乙經》卷一《陰陽二十五人形性血氣不同》作「別」。

左右上下。刺約畢也。

鉄音第　慆他刀切　鮫音交　胻音抗　瘃只玉切

黃帝素問靈樞經卷之九

黃帝素問靈樞經卷之十

○五音五味第六十五

右徵與少徵。調右手太陽上。

左商與左徵。調左手陽明上。

少徵與大宮。調左手陽明上。

右角與大角。調右足少陽下。

大徵與少徵。調左手太陽上。

衆羽與少羽。調右足太陽下。

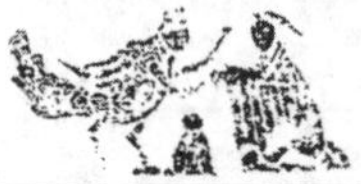

少商與右商。調右手太陽下。
桎羽與衆羽。調右足太陽下。
少宮與大宮。調右足陽明下。
判角與少角。調右足少陽下。
釱商與上商。調右足陽明下。
釱商與上角。調左足太陽下。
上徵與右徵同。穀麥。畜羊。果杏。
手少陽藏心。色赤。味苦。時夏。

上羽與大羽同。穀大豆。畜彘。果栗。

足少陰藏腎。色黑。味鹹。時冬。

上宮與大宮同。穀稷。畜牛。果棗。

足太陰藏脾。色黃。味甘。時季夏。

上商與右商同。穀黍。畜雞。果桃。

手太陰藏肺。色白。味辛。時秋。

上角與大角同。穀麻。畜犬。果李。

足厥陰藏肝。色青。味酸。時春。

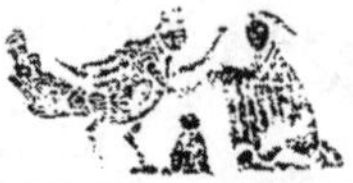

大宮與上角。同右足陽明上。
左角與大角。同左足陽明上。
少羽與大羽。同右足大陽下。
左商與右商。同左手陽明上。
加宮與大宮。同左足少陽上。
質判與大宮。同左手太陽下。
判角與大角。同左足少陽下。
大羽與大角。同右足太陽上。

大角與大宮同。右足少陽上。

右徵。少徵。質徵。上徵。判徵。

右角。釱角。上角。大角。判角。

右商。少商。釱商。上商。左商。

少宮。上宮。大宮。加宮。左❶角宮

衆羽。桎羽。上羽。大羽。少羽。

黄帝曰。婦人無鬚者。無血氣乎。岐伯曰。衝脉任脉。皆起於胞中。上循❷背裏。爲經絡之海。其

【校勘】

❶角：疑衍。

❷背：《太素》卷十《任脉》、《甲乙經》卷二《奇經八脉》作「脊」。義勝。

浮而外者，循腹右❶上行，會於咽喉，別而絡脣口。血氣盛則充膚熱❷肉，血獨盛則澹滲❸皮膚，生毫毛。今婦人之生❹，有餘於氣，不足於血，以其數脱血也❺，衝任之脉，不榮口脣，故鬚不生焉。黃帝曰：士人有傷於陰，陰氣絶而不起，陰不用，然其鬚不去，其故何也？宦❻者獨去何也？願聞其故。岐伯曰：宦者去其宗筋，傷其衝脉，血寫不復，皮膚内結，脣口不榮，故鬚不生。黃

【校勘】

❶右：《太素》卷十《任脉》無。當刪。又，《素問・骨空論》王注引《針經》「右」作「各」。

❷血氣盛則充膚熱肉：《素問・骨空論》王注引《針經》「充」作「皮」，無「肉」字。「血」字疑衍。

❸澹滲：《甲乙經》卷二《奇經八脉》、《素問・骨空論》王注引《針經》作「滲灌」。義勝。

❹今婦人之生：《太素》卷十《任脉》無「之」字，《甲乙經》卷二《奇經八脉》無「今之生」三字，「婦人」二字屬下讀。

❺以其數脱血也：《甲乙經》卷二《奇經八脉》作「以其月水下，數脱血，任衝并傷故也」，於義較明。

❻宦：《太素》卷十《任脉》作「宮」。

帝曰。其有天宦者。未嘗被傷。不脫於血。然其
鬚不生。其故何也。岐伯曰。此天之所不足也①。
其任衝不盛。宗筋不成。有氣無血。脣口不榮。
故鬚不生。黃帝曰。善乎哉。聖人之通萬物也。
若日月之光影。音聲鼓響。聞其聲而知其形。
其非夫子。孰能明萬物之精。是故聖人。視其
顏色黃赤者。多熱氣。青白者。少熱氣。黑色者。
多血少氣。美眉者。太陽多血。通髯極鬚者。少

【校勘】

①黃帝曰……所不足也：《甲乙經》卷二《奇經八脈》無此三十五字。

陽多血。美鬚者。陽明多血。此其時然也。夫人之常數。太陽常多血少氣。少陽常多氣少血。陽明常多血多氣。厥陰常多氣少血❶。少陰常多血少氣。太陰常多血❷少❸氣。此天之常數也。

○百病始生第六十六

黃帝問于岐伯曰。夫百病之始生也。皆生於風雨寒暑。清濕喜怒。喜怒不節則傷藏。風雨則傷上。清濕則傷下。三部之氣。所傷異❹類。願

【校勘】

❶多氣少血：本書《九針論》、《素問·血氣形志篇》、《太素》卷十九《知形志所宜》作「多血少氣」。

❷少：《太素》卷十九《知形志所宜》無。

❸多血少氣：《素問·血氣形志篇》、《太素》卷十九《知形志所宜》作「少血多氣」。

❹異類：《甲乙經》卷八《經絡受病入腸胃五藏積發伏梁息賁肥氣痞氣奔豚》作「各異」。

聞其會。岐伯曰。三部之氣各不同。或起於陰。或起於陽。請言其方。喜怒不節。則傷藏。藏傷則病起於陰也。清濕襲虛。則病起於下。風雨襲虛。則病起於上。是謂三部。至於❶其淫泆不可勝數。黃帝曰。余固不能數。故問先師。願卒聞其道。岐伯曰。風雨寒熱。不得虛。邪不能獨傷人。卒然逢疾風暴雨而不病者。蓋無虛。故邪不能獨傷人。此必因虛邪之風。與其身形。

【校勘】

❶ 於：《太素》卷二十七《邪傳》、《甲乙經》卷八《經絡受病入腸胃五藏積發伏梁息賁肥氣痞氣奔豚》無。

兩虛相得❶。乃客其形。兩實相逢。衆人❷肉堅。其中於虛邪也。因於天時。與其身❸形。參以虛實。大病乃成。氣有定舍。因處爲名。上下中外。分爲三員❹。是故虛邪之中人也。始於皮膚。皮膚緩則腠理開。開則邪從毛髮入。入則抵深。深則毛髮立。毛髮立則淅然。故皮膚痛。留而不去。則傳舍於絡脉。在絡之時。痛於肌肉。其痛之時息❺。大經乃代。留而不去。傳舍於經。在經

【校勘】

❶得：《甲乙經》卷八《經絡受病入腸胃五藏積發伏梁息賁肥氣痞氣奔豚》作「搏」。義勝。

❷衆人：《甲乙經》卷八《經絡受病入腸胃五藏積發伏梁息賁肥氣痞氣奔豚》作「中人」。

❸身形：《太素》卷二十七《邪傳》作「躬身」。

❹員：《太素》卷二十七《邪傳》作「貞」。《甲乙經》卷八《經絡受病入腸胃五藏積發伏梁息賁肥氣痞氣奔豚》作「真」。義同。

❺其痛之時息：《甲乙經》卷八第二作「其病時痛時息」，於義較明。

之時。洒淅喜驚。留而不去。傳舍於輸。在輸之時。六經不通四肢。則肢節痛❶。腰脊乃強。留而不去。傳舍於伏衝之脉。在伏衝之時。體重身❷痛。留而不去。傳舍於腸胃。在腸胃之時。賁響腹脹。多寒則腸鳴飧泄。食不化。多熱則溏出麋。留而不去。傳舍於腸胃之外。募原之間。留著於脉。稽留而不去。息而成積。或著孫脉。或著絡脉。或著經脉。或著輸脉。或著於伏衝之

【校勘】

❶ 四肢則肢節痛：《太素》卷二十七《邪傳》作「四肢節痛」。《甲乙經》卷八《經絡受病入腸胃五藏積發伏梁息賁肥氣痞氣奔豚》作「四支則痛」。按：「肢節」二字疑衍。

❷ 痛：《甲乙經》卷八《經絡受病入腸胃五藏積發伏梁息賁肥氣痞氣奔豚》作「通」。

❶脉，或著於膂筋，或著於腸胃之募原，上連於緩筋，邪氣淫泆，不可勝論。黄帝曰：願盡聞其所由然。岐伯曰：其著孫絡之脉而成積者，其積往來上下，臂❷手孫絡之居也，浮而緩，不能❸句積而止之，故往來移行腸胃之間，❹水湊滲注灌，濯濯有音，有寒則䐜❺䐜滿雷引，故時切痛，其著於陽明之經，則挾臍而居，飽食則益大，饑則益小。其著於緩筋也，似陽明之積，飽

【校勘】

❶之脉：《太素》卷二十七《邪傳》無此二字。

❷臂手：《甲乙經》卷八《經絡受病入腸胃五藏積發伏梁息賁肥氣痞氣奔豚》作「擘乎」。可參。

❸句積：《甲乙經》卷八《經絡受病入腸胃五藏積發伏梁息賁肥氣痞氣奔豚》作「拘積」。義通。

❹腸胃之間水：《甲乙經》卷八《經絡受病入腸胃五藏積發伏梁息賁肥氣痞氣奔豚》「之間」作「之外」。《太素》卷二十七《邪傳》作「腸間之水」。

❺䐜：《甲乙經》卷八作「腹」。義勝。

食則痛。饑則安。其著於腸胃之募原也。痛而外連於緩筋。飽食則安。饑則痛。其著於伏衝之脈者。揣之❶應手而動。發手則熱氣下於兩股如湯沃之狀。其著於膂筋。在腸後者。饑則積見。飽則積不見。按之不得。其著於輸之脈者。閉塞不通。津液不下。孔竅乾壅。此邪氣之從外入内。從上下也。黄帝曰。積之始生❷。至其已成。奈何。岐伯曰。積之始生。得寒乃生。厥乃

【校勘】

❶揣之：《太素》卷二十七《邪傳》作「揣揣」。義勝。

❷生：《甲乙經》卷八《經絡受病入腸胃五藏積發伏梁息賁肥氣痞氣奔豚》作「於」。

成積也。黃帝曰：其成積奈何？岐伯曰：厥氣生足悗，悗生脛寒，脛寒則血脉凝濇①，血脉凝濇則寒氣上入於腸胃，入於腸胃則䐜脹，䐜脹則腸②外之汁沫迫聚不得散，日以成積。卒然多食飲則腸滿③，起居不節，用力過度，則絡脉傷。陽絡傷則血外溢，血外溢則衄血；陰絡傷則血內溢，血內溢則後血⑤。腸胃之絡傷，則血溢於腸外，腸外有寒，汁沫與血相摶，則并合

【校勘】

①凝濇：《甲乙經》卷八《經絡受病入腸胃五藏積發伏梁息賁肥氣痞氣奔豚》「濇」作「泣」。《太素》卷二十七《邪傳》作「涘泣」，楊上善注云：「涘，凝也」。

②䐜脹則腸：《甲乙經》卷八《經絡受病入腸胃五藏積發伏梁息賁肥氣痞氣奔豚》無此四字。

③腸滿：《太素》卷二十七《邪傳》、《甲乙經》卷八《經絡受病入腸胃五藏積發伏梁息賁肥氣痞氣奔豚》作「脉滿」。義勝。

④血：《太素》卷二十七《邪傳》無。

⑤後血：《太素》卷二十七《邪傳》作「便血」。義勝。

凝聚不得散。而積成矣。卒然外中於寒。若內傷於憂怒❶。則氣上逆。氣上逆。則六輸不通。溫氣不行。凝血蘊裹而不散。津液濇滲❷。著而不去。而積皆成矣。黃帝曰。其生於陰者奈何。岐伯曰。憂思傷心。重寒傷肺。忿怒傷肝。醉以入房。汗出當風傷脾。用力過度。若入房汗出浴。則傷腎。此內外三部之所生病者也。黃帝曰。善。治之奈何。岐伯荅曰。察其所痛。以知其應。

【校勘】

❶ 怒：《甲乙經》卷八《經絡受病入腸胃五藏積發伏梁息賁肥氣痞氣奔豚》作「恐」。

❷ 濇滲：《甲乙經》卷八《經絡受病入腸胃五藏積發伏梁息賁肥氣痞氣奔豚》作「凝澀」。《太素》卷二十七《邪傳》作「泣澡」。

有餘不足當補則補。當寫則寫。毋逆天時。是謂至治。 泆音亦

○行鍼第六十七

黃帝問于岐伯曰。余聞九鍼於夫子。而行之於百姓。百姓之血氣。各不同形。或神動而氣先鍼行。或氣與鍼相逢。或鍼已出。氣獨行。或數刺乃知。或發鍼而氣逆。或數刺病益劇。凡此六者。各不同形。願聞其方。岐伯曰。重陽之

人其神易動。其氣易往也。黃帝曰。何謂重陽之人。岐伯曰。重陽之人。熇熇高高。[1]言語善疾。舉足善高。心肺之藏氣有餘。陽氣滑盛而揚。故神動而氣先行。黃帝曰。重陽之人而神不先行者。何也。岐伯曰。此人頗有陰者也。黃帝曰。何以知其頗有陰也。岐伯曰。多陽者多喜。多陰者多怒。數怒者易解。故曰頗有陰。其陰陽之離[2]合難。故其神不能先行也。黃帝曰。其

【校勘】

❶熇熇高高：《太素》卷二十三《量氣刺》作「熇熇蒿蒿」。爲是，當據改。

❷離：《太素》卷二十三《量氣刺》無。

氣與鍼相逢。奈何。岐伯曰。陰陽和調❶而血氣淖澤滑利。故鍼入而氣出疾而相逢也。黃帝曰。鍼已出而氣獨行者。何氣使然。岐伯曰。其陰❷氣多而陽❷氣少。陰氣沉而陽氣浮❸者內藏。故鍼已出。氣乃隨其後。故獨行也。黃帝曰。數刺乃知。何氣使然。岐伯曰。此人之多陰而少陽。其氣沉而氣往難。故數刺乃知也。黃帝曰。鍼入而氣逆❹者。何氣使然。岐伯曰。其氣逆與

【校勘】

❶ 而：《甲乙經》卷一《陰陽二十五人形性血氣不同》作「者」。

❷ 氣：《甲乙經》卷一《陰陽二十五人形性血氣不同》無。

❸ 者：《太素》卷二十三《量氣刺》「者」上有「沉」字。當據補。

❹ 氣逆者：《太素》卷二十三《量氣刺》無「氣」字。按：此後據下文岐伯答語，疑脫「與其數刺病益甚者」八字。

其數刺病益甚者。非陰陽之氣浮沉之勢也。此皆麤之所敗。上❶之所失。其形氣無過焉。

○上膈第六十八

黃帝曰。氣爲上膈。上膈者。食飲入而還出。余已知之矣。蟲爲下膈。下膈者。食晬時乃出。余未得其意。願卒聞之。岐伯曰。喜怒不適。食飲不節。寒溫不時。則寒汁流於腸中。流❷於腸中。則蟲寒。蟲寒則積聚。守於下❸管。則腸❹胃充郭。衛氣❺

【校勘】

❶上：《太素》卷二十三《量氣刺》、《甲乙經》卷一《陰陽二十五人形性血氣不同》作「工」。當據改。

❷流：《甲乙經》卷十一《邪氣聚於下脘發内癰》作「留」。義通。

❸管：《甲乙經》卷十一《邪氣聚於下脘發内癰》作「脘」。義通。

❹腸胃：《太素》卷二十六《蟲癰》作「下管」。

❺衛氣：《甲乙經》卷十一《邪氣聚於下脘發内癰》作「胃氣」。義勝。

不管。邪氣居之。人食則蟲上食。蟲上食則下管虛。下管虛則邪氣勝之。積聚以留。留則癰成。癰成則下管約。其癰在管內者。即❶而痛深。其癰在外❷者。則癰外而痛浮。癰上皮熱。黃帝曰。刺之奈何。岐伯曰。微按其癰。視氣所行。先淺刺其傍。稍內益深。還而刺之。毋過三行。察其沉浮❸。以爲深淺❹。已刺必熨。令熱入中。日使熱內。邪氣益衰。大癰乃潰。伍以參禁❺。以除其

【校勘】

❶即：《太素》卷二十六《蟲癰》、《甲乙經》卷十一《邪氣聚於下脘發內癰》作「則沉」，似是。

❷外：《甲乙經》卷十一《邪氣聚於下脘發內癰》「外」上有「脘」字。

❸沉浮：《甲乙經》卷十一《邪氣聚於下脘發內癰》作「浮沉」。爲是，當乙正。

❹深淺：《甲乙經》卷十一《邪氣聚於下脘發內癰》作「淺深」。爲是，當乙正。

❺伍以參禁：《太素》卷二十六《蟲癰》作「以參伍禁」。《甲乙經》卷十一《邪氣聚於下脘發內癰》「伍」作「互」。

内。恬憺無為。乃能行氣。後以鹹❶苦。化穀乃下矣。瀆音會

○憂恚無言第六十九

黃帝問於少師曰。人之卒然憂恚。而言無音者。何道之塞。何氣出❷行。使音不彰。願聞其方。少師荅曰。咽喉者。水穀之道也。喉嚨者。氣之所以上下者也。會厭者。音聲之戶也。口脣者。音聲之扇也。舌者。音聲之機也。懸雍垂者。音

【校勘】

❶後以鹹苦：《太素》卷二十六《蟲癰》、《甲乙經》卷十一《邪氣聚於下脘發内癰》作「後服酸苦」。

❷出：《甲乙經》卷十二《寒氣客於厭發喑不能言》作「不」。當據改。

聲之關也。頏顙者。分氣之所泄也。橫骨者。神氣所使。主發舌者也。故人之鼻洞涕出不收者。頏顙不開。分氣失也。是故厭小而疾薄❶。則發氣疾。其開闔利。其出氣易。其厭大而厚。則開闔難。其氣出❷遲。故重言也❸。人卒然無音者。寒氣客于厭。則厭不能發。發不能下❹。至其開闔不致。故無音。黃帝曰。刺之奈何。岐伯曰。足之少陰。上繫於舌。絡於橫骨。終於會厭。兩寫

【校勘】

❶疾薄：《甲乙經》卷十二《寒氣客於厭發喑不能言》無「疾」字。「小而薄」正與下「大而厚」相對爲文，故當刪。

❷氣出：《甲乙經》卷十二《寒氣客於厭發喑不能言》作「出氣」，似是，與上文「出氣易」爲對文。

❸也：《甲乙經》卷十二《寒氣客於厭發喑不能言》「也」下有「所謂吃者，其言逆，故重之」十字。

❹則厭不能發，發不能下：《甲乙經》卷十二《寒氣客於厭發喑不能言》作「發不能下，至其機扇」。

其血脈、濁氣乃辟。會厭之脈。上絡任脈、取[1]之天突。其厭乃發也。

○寒熱第七十

黃帝問于岐伯曰。寒熱、瘰癧在於頸腋者。皆何氣使生。岐伯曰。此皆鼠瘻寒熱之毒氣也。留於脈而不去者也。黃帝曰。去之奈何。岐伯曰。鼠瘻之本。皆在於藏。其末上出於頸腋之間。其浮於脈中。而未內著於肌肉。而外爲膿

【校勘】

❶ 取：《甲乙經》卷十二《寒氣客於厭發喑不能言》「取」上有「復」字。

血者。易去也。黄帝曰。去之奈何。岐伯曰。請從其本引其末。可使衰去。而絶其寒熱。審按其道以予之。徐往徐來以去之。其小如麥者。一刺知。三刺而已。黄帝曰。決其生死奈何。岐伯曰。反其目視之。其中有赤脉。上[1]下貫瞳子。見一脉。一歲死。見一脉半。一歲半死。見二脉。二歲死。見二脉半。二歲半死。見三脉。三歲而死。見赤脉不下貫瞳子。可治也。

【校勘】

[1] 上：《太素》卷二十六《寒熱瘰癧》「上」前有「從」字。

○邪客第七十一

黃帝問于伯高曰。夫邪氣之客人也。或令人目不瞑不臥出①者。何氣使然。伯高曰。五穀入于胃也。其糟粕津液宗氣分爲三隧。故宗氣積于胷中。出于喉嚨。以貫心脉②。而行呼吸焉。營氣者。泌其津液。注之於脉。化以爲血。以榮四末。內注五藏六府。以應刻數焉。衛氣者。出其悍氣之慓疾。而先行於四末分肉皮膚之

【校勘】

① 目不瞑，不臥出：《甲乙經》卷十二《目不得眠不得視及多臥臥不安不得偃臥肉苛諸息有音及喘》作「目不得眠者」。「不臥出」當刪。

② 脉：《甲乙經》卷十二《目不得眠不得視及多臥臥不安不得偃臥肉苛諸息有音及喘》作「肺」。爲是。

間。而不休者也。晝日行於陽。夜行於陰①。常從足少陰之分間。行於五藏六府。今厥氣客於五藏六府。則衛氣獨衛其外。行於陽。不得入於陰。行於陽則陽氣盛。陽氣盛則陽蹻陷②。不得入於陰。陰虛。故目不瞑。黃帝曰。善。治之奈何。伯高曰。補其不足。寫其有餘。調其虛實。以通其道。而去其邪。飲以半夏湯一劑。陰陽已通。其臥立至。黃帝曰。善。此所謂決瀆壅塞。經

【校勘】

① 夜行于陰：此後《太素》卷十二《營衛氣行》、《甲乙經》卷十二《目不得眠不得視及多臥臥不安不得偃臥肉苛諸息有音及喘》有「其入於陰也」五字，於義較明。

② 陷：《甲乙經》卷十二《目不得眠不得視及多臥臥不安不得偃臥肉苛諸息有音及喘》作「滿」。

絡大通。陰陽和[1]得者也。願聞其方。伯高曰。其湯方以流水千里以外者八升。揚之萬遍。取其清五升煮之。炊以葦薪火[2]。沸置秫米一升。治半夏五合。徐炊。令竭爲一升半。去其滓。飲汁一小杯。日三稍益。以知爲度。故其病新發者。覆杯則臥。汗出則已矣。久者。三飲而已也。

黄帝問於伯高曰。願聞人之肢節。以應天地奈何。伯高荅曰。天圓地方。人頭圓足方以應

【校勘】

❶和得：《甲乙經》卷十二《目不得眠不得視及多臥臥不安不得偃臥肉苛諸息有音及喘》作「得和」。當乙正。

❷火：《太素》卷十二《營衛氣行》作「大」。義勝。

之。天有日月、人有兩目。地有九州、人有九竅。天有風雨、人有喜怒。天有雷電、人有音聲。天有四時、人有四肢。天有五音、人有五藏。天有六律、人有六府。天有冬夏、人有寒熱。天有十日、人有手十指。辰有十二、人有足十指、莖垂以應之。女子不足二節、以抱人形。天有陰陽、人有夫妻。歲有三百六十五日、人有三百六十節①。地有高山、人有肩膝。地有深谷、人有腋

【校勘】

①三百六十節：《太素》卷五《人合》作「三百六十五節」，與本書《九針十二原》《素問·六節藏象論》《素問·調經論》合。「五」字當據補。

膕。地有十二經水。人有十二經脉。地有泉脉。人有衛氣。地有草蓂。人有毫毛。天有晝夜。人有臥起。天有列星。人有牙齒。地有小山。人有小節。地有山石。人有高骨。地有林木。人有募①筋。地有聚邑。人有䐃肉。歲有十二月。人有十二節。地有四時不生草。人有無子。此人與天地相應者也。黃帝問于岐伯曰。余願聞持鍼之數。内鍼之理。縱舍之意。扞皮開腠理。奈何。

【校勘】

①募：《太素》卷五《人合》作「幕」。義通。

脉之屈折。出入之處。焉至而出。焉至而止。焉至而徐。焉至而疾。焉至而入。六府之輸於身者。余願盡聞。少序❶別離之處。離而入陰。別而入陽。此何道而從行。願盡聞其方。岐伯曰。帝之所問。鍼道❷乖矣。黄帝曰。願卒聞之。岐伯曰。手太陰之脉。出於大指之端。内屈。循白肉際。至本節之後大淵。留以澹。外屈。上於本節下。内屈。與陰諸絡❸會於魚際。數脉并注。其氣滑

【校勘】

❶少序：《太素》卷九《脉行同異》作「其序」，屬上讀。爲是。

❷乖：疑「畢」之誤。

❸與陰諸絡：《甲乙經》卷三《手太陰及臂凡一十八穴》作「與諸陰絡」。爲是。又，《太素》卷九《脉行同異》作「與手少陰心主諸絡」。

利伏。行壅骨之下。外屈。出於寸口而行。上至於肘内廉。入於大筋之下。内屈。上行臑陰。入腋下。内屈。走肺。此順行逆數之屈折也。心主之脉。出於中指之端。内屈。循中指内廉以上。留於掌中。伏行兩骨之間。外屈。出兩筋之間。骨肉之際。其氣滑利。上二寸❶。外屈。出行兩筋之間。上至肘内廉。入於小筋之下。留兩骨之會。上入於胷中。内絡於心脉。黄帝曰。手少陰

【校勘】

❶上二寸：《太素》卷九《脉行同異》作「上行三寸」。爲是。

之脉。獨無腧。何也。岐伯曰。少陰。心脉也。心者。五藏六府之大主也①。精神之所舍也。其藏堅固。邪弗能容②也。容②之則心傷。心傷則神去。神去則③死矣。故諸邪之在於心者。皆在於心之包絡。包絡者。心主之脉也。故獨④無腧焉。黃帝曰。少陰獨無腧者。不病乎。岐伯曰。其外經病而藏不病。故獨取其經於掌後銳骨之端。其餘脉出入屈折。其行之徐疾。皆如手少陰⑤心

【校勘】

① 也：《脉經》卷六《心手少陰經病證》「也」下有「心爲帝王」四字。

② 容：《太素》卷九《脉行同異》、《脉經》卷六《心手少陰經病證》作「客」。

③ 則：《千金要方》卷十三《心藏脉論》「則」下有「身」字。

④ 獨：《脉經》卷六《心手少陰經病證》、《千金要方》卷十三《心藏脉論》作「少陰」。

⑤ 少陰：《太素》卷九《脉行同異》作「太陰」。當據改。

主之脈行也。故本腧者。皆因其氣之虛實疾徐以取之。是謂因衝而寫。因衰而補。如是者。邪氣得去。眞氣堅固。是謂因天之序。黃帝曰。持鍼縱舍奈何。岐伯曰。必先明知十二經脈❶之本末。皮膚之寒熱。脈之盛衰滑濇。其脈滑而盛者。病日進。虛而細者。久以持。大以濇者。爲痛痺。陰陽如一者。病❷難治。其本末尚熱者❸。病尚在。其熱以衰者。其病亦去矣。持其尺。察

【校勘】

❶脈：《太素》卷二十二《刺法》、《甲乙經》卷五《針道外揣縱舍》無。

❷病：《太素》卷二十二《刺法》作「瘤」。

❸其本末尚熱者：《甲乙經》卷五《針道外揣縱舍》作「察其本末上下有熱者」。《太素》卷二十二《刺法》「尚」作「上」。

其肉之堅脆。大小滑濇。寒溫燥濕。因視目之五色。以知五藏。而決死生。視其血脉。察其色。以知其寒熱痛痹。黄帝曰。持鍼縱舍。余未得其意也。岐伯曰。持鍼之道。欲端以正。安以静。先知虚實。而行疾徐。左手執骨。右手循之。無與肉果。寫欲端以正。補必閉膚。輔❶鍼導氣。邪❷得淫泆。眞氣得居。黄帝曰。扞皮開腠理。奈何。岐伯曰。因其分肉。左❸別其膚。微内而徐端之。

【校勘】

❶輔：《太素》卷二十二《刺法》、《甲乙經》卷五《針道外揣縱舍》作「轉」。義勝。

❷邪得：《甲乙經》卷五《針道外揣縱舍》作「邪氣不得」。可參。

❸左：《太素》卷二十二《刺法》作「在」。

適神不散邪氣得去。黃帝問於岐伯曰。人有八虛各何以候。岐伯荅曰。以候五藏。黃帝曰。候之奈何。岐伯曰。肺心有邪。其氣留於兩肘。肝有邪。其氣流于兩腋。脾有邪。其氣留于兩髀。腎有邪。其氣留于兩膕。凡此八虛者。皆機關之室。眞氣之所過。血絡之所遊。邪氣惡血固不得住留。住留則傷筋絡骨節。機關不得屈伸。故病攣也。

泌兵媚切　扞苦旱切　痀音拘

○通天第七十二

黃帝問于少師曰。余嘗聞人有陰陽。何謂陰人。何謂陽人。少師曰。天地之間。六合之內。❶不離於五。人亦應之。非徒一陰一陽而已也。而略言耳。口弗能徧明也。❷黃帝曰。願略聞其意。有賢人聖人。心能備而行之乎。少師曰。蓋有太陰之人。少陰之人。太陽之人。少陽之人。陰

【校勘】

❶六合之內：《甲乙經》卷一《陰陽二十五人形性血氣不同》無此四字。

❷而略言耳，口弗能遍明也：《甲乙經》卷一《陰陽二十五人形性血氣不同》無此十字。

陽和平之人。凡五人者。其態不同。其筋骨氣血各不等。黃帝曰。其不等者。可得聞乎。少師曰。太陰之人。貪而不仁。下齊❶湛湛。好內而惡出。心和❷而不發。不務於時。動而後之。此太陰之人也。○少陰之人。小貪而賊心。見人有亡。常若有得。好傷好害。見人有榮。乃反慍怒。心疾❸而無恩。此少陰之人也。○太陽之人。居處于于。好言大事。無能而虛說。志發於四野。舉

【校勘】

❶ 齊：《甲乙經》卷一《陰陽二十五人形性血氣不同》作「濟」。義通。

❷ 心和：《甲乙經》卷一《陰陽二十五人形性血氣不同》作「心抑」。爲是，當據改。

❸ 疾：《甲乙經》卷一《陰陽二十五人形性血氣不同》作「嫉」。

措不顧是非。為事如常自用。事雖敗。而常無悔。此太陽之人也。○少陽之人。諟諦好自貴。有小小官。則高自宜①。好為外交。而不內附。此少陽之人也。○陰陽和平之人。居處安靜。無為懼懼。無為欣欣。婉然從物。或與不爭。與時變化。尊則謙謙。譚而不治②。是謂至治。古之善用鍼艾者。視人五態。乃治之。盛者寫之。虛者補之。黃帝曰。治人之五態奈何。少師曰。太陰

【校勘】

①宜：《甲乙經》卷一《陰陽二十五人形性血氣不同》作「宣」。形近而誤，當據改。

②譚而不治：《甲乙經》卷一《陰陽二十五人形性血氣不同》作「卑而不諂」。

之人多。陰而無陽。其陰血濁。其衛氣濇。陰陽不和。緩筋而厚皮。不之疾寫。不能移之。○少陰之人。多陰少陽。小胃而大陽。六府不調。其陽明脉小。而太陽脉大。必審調之。其血易脫。其氣易敗也。○太陽之人。多陽而少陰。必謹調之。無脫其陰。而寫其陽。陽重脫者。易狂。陰陽皆脫者。暴死不知人也。○少陽之人。多陽少陰。經小而絡大。血在中而氣外①。實陰而虛

【校勘】

①外：《甲乙經》卷一《陰陽二十五人形性血氣不同》「外」上有「在」字。當據補。

陽。獨寫其絡脉。則強氣脫而疾。中氣❶不足。病不起也。陰陽和平之人。其陰陽之氣和。血脉調。謹❷診其陰陽。視其邪正。安❸容儀。審有餘不足。盛則寫之。虛則補之。不盛不虛。以經取之。此所以調陰陽。別五態之人者也。黃帝曰。夫五態之人者。相與毋故。卒然新會。未知其行也。何以別之。少師荅曰。衆人之屬。不如五態之人者。故五五二十五人。而五態之人不

【校勘】

❶氣：《甲乙經》卷一《陰陽二十五人形性血氣不同》「氣」下有「重」字。

❷謹：《甲乙經》卷一《陰陽二十五人形性血氣不同》「謹」上有「宜」字。

❸安：《甲乙經》卷一《陰陽二十五人形性血氣不同》「安」下有「其」字。

與焉。五態之人。尤不合於衆者也。黃帝曰。別五態之人奈何。少師曰。太陰之人。其狀黮黮然黑色。念然下意。臨臨然長大膕❶然未僂。此太陰之人也。○少陰之人。其狀清然竊然。固以陰賊。立而躁嶮。行而似伏。此少陰之人也。○太陽之人。其狀軒軒儲儲。反身折膕。此太陽之人也。○少陽之人。其狀立則好仰。行則好搖。其兩臂兩肘。則常出於背。此少陽之人

【校勘】

❶膕：《甲乙經》卷一《陰陽二十五人形性血氣不同》作「膕」。

也。陰陽和平之人，其狀委委然，隨隨然，顒顒然，愉愉然，䁱䁱然，豆豆然，衆人皆曰君子。此陰陽和平之人也。

諟上紙切　黮直稔切　䁱辭緣切

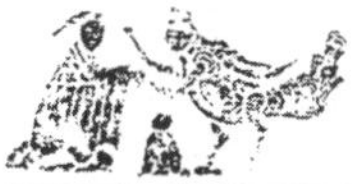

黄帝素問靈樞經卷之十

黃帝素問靈樞經卷之十一

○官能第七十三

黃帝問于岐伯曰。余聞九鍼於夫子。衆多矣。不可勝數。余推而論之。以爲一紀。余司誦之。子聽其理。非則語余。請其正道❶。令可久傳後世無患。得其人乃傳。非其人勿言。岐伯稽首再拜曰。請聽聖王之道。黃帝曰。用鍼之理。必知形氣之所在。左右上下。陰陽表裏。血氣多

【校勘】

❶請其正道：胡本、道藏本作「請正其道」。義勝。

少。行之逆順。出入之合。謀❶伐有過。知解結。知補虛寫實。上下氣門。明通於四海❷。審其所在。寒❸熱淋露。以輸❹異處。審於調氣。明於經隧。左右肢❺絡。盡知其會。寒與熱爭。能合而調之。虛與實鄰。知決而通之。左右不調。把❻而行之。明於逆順。乃知可治。陰陽不奇。故知起時。審於本末。察其寒熱。得邪所在。萬刺不殆。知官九鍼。刺道畢矣。明於五輸。徐疾所在。屈伸出入。

【校勘】

❶謀：《太素》卷十九《知官能》作「誅」。

❷明通於四海：《太素》卷十九《知官能》「明」下無「通」字。

❸寒：《太素》卷十九《知官能》「寒」上有「審」字。

❹以：《太素》卷十九《知官能》作「滎」。爲是。

❺肢：《太素》卷十九《知官能》作「支」。爲是，當據改。

❻把：胡本、道藏本作「犯」。

皆有條理。言陰與❶五。合於五行。五藏六府。亦有所藏。四時八風。盡有陰陽。各得其位。合於明堂。各處色部。五藏六府。察其所痛。左右上下。知其寒温。何經所在。審皮❷膚之寒温滑濇。知其所苦。膈有上下。知其氣所在。先得其道。稀而踈之。稍深以留❸。故能徐入之。大熱在上。推而下之。從下上者。引而去之。視前痛❹者。常❺先取之。大寒在外。留而補之。入於中者。從合

【校勘】

❶五：《太素》卷十九《知官能》作「陽」。爲是，當據改。

❷皮：《太素》卷十九《知官能》作「尺」。可參。

❸留：《太素》卷十九《知官能》「留」下有「之」字。

❹痛：《太素》卷十九《知官能》作「病」。

❺常：疑「當」之誤。

寫之鍼所不爲灸之所宜上氣不足推而揚之下氣不足積而從之陰陽皆虛火自當之厥而寒甚骨廉陷下寒過於膝下陵三里❶陰絡所過得之留止寒入於中推而行之經陷下者火則當之結絡堅緊火所治之❷不知所❸苦兩蹻之下男陰女陽❹良工所禁鍼論畢矣用鍼之服必有法則上視天光下司八正以辟奇邪而觀百姓審於虛實無犯其邪是得❺

【校勘】

❶下陵三里：本書《九針十二原》取之下陵三里，「下陵」疑爲「三里」之旁注。

❷火所治之：《甲乙經》卷五《針道》作「火之所治」。爲是，當據改。

❸所：《甲乙經》卷五《針道》作「其」。

❹男陰女陽：《太素》卷十九《知官能》、《甲乙經》卷五《針道》作「男陽女陰」。爲是。

❺得：《太素》卷十九《知官能》無。

天之露遇歲之虛救而不勝反受其殃故曰必知天忌乃言鍼意法於往古驗於來今觀於窈冥①通於無窮麤之所不見良工之所貴莫知其形若神髣髴邪②氣之中人也洒淅動形正邪之中人也微先見於色不知於其身若在③若無若亡若存有形無形莫知其情是故上工之取氣乃救其萌芽下工守其已成因敗其形是故工之用鍼也知氣之所在而

【校勘】

①窈冥：《素問·八正神明論》作「冥冥」。

②邪氣：本書《邪氣藏府病形》《素問·八正神明論》作「虛邪」。

③在：一本作「有」。於義較明。

守其門戶。明於調氣。補寫所在。徐疾之意。所取之。處寫。必用員❶。切而轉❷之。其氣乃行。疾而徐❸出。邪氣乃出。伸而迎之。遙❹大其穴。氣出乃疾。補必用方❺。外引其皮。令當其門。左引其樞。右推其膚。微旋而徐推之。必端以正。安以靜。堅心無解。欲微以留。氣下而疾出之。推其皮。蓋其外門。真氣乃存。用鍼之要。無忘其❻神。雷公問於黃帝曰。鍼論曰。得其人乃傳。非其人

【校勘】

❶員：《素問·八正神明論》、《甲乙經》卷五《針道》作「方」。

❷轉：《太素》卷十九《知官能》作「傳」。

❸疾而徐出：《太素》卷十九《知官能》、《甲乙經》卷五《針道》作「疾入徐出」。爲是，當據改。

❹遙：《甲乙經》卷五《針道》、《太素》卷十九《知官能》作「搖」。義通。

❺方：《素問·八正神明論》作「員」。

❻其：《太素》卷十九《知官能》、《甲乙經》卷五《針道》作「養」。

勿言。何以知其可傳。黃帝曰。各得其人。任之其能。故能明其事。雷公曰。願聞官能奈何。黃帝曰。明目者。可使視色。聰耳者。可使聽音。捷疾辭語者。可使傳論①。語徐而安靜。手巧而心審諦者。可使行鍼艾。理血氣而調諸逆順。察陰陽而兼諸方②。緩節柔筋而心和調者。可使導引行氣。疾③毒言語輕人者。可使唾癰呪病。爪苦手毒。爲事善傷者。可使按積抑痺。各得

【校勘】

① 可使傳論：《太素》卷十九《知官能》作「可使傳論而語餘人」。

② 方：《素問·八正神明論》「方」下有「論」字。

③ 疾：《素問·八正神明論》王冰注作「痛」。

其能方乃可行。其名乃彰。不得其人。其功不成。其師無名。故曰。得其人乃言。非其人勿傳。此之謂也。手毒者。可使試按龜。置龜於器下。而按其上。五十日而死矣。手甘者。復生如故也。出入之合一本作會把而行之一本作犯窮而行之冥一本作冥冥冥

〇論疾診尺第七十四

黃帝問于岐伯曰。余欲[1]無視色持脈。獨調其

【校勘】

❶欲無：《脉經》卷四《辨三部九候脉證》作「每欲」。

尺以言其病。從外知內。爲之柰何。岐伯曰。審其尺之緩急小大滑濇。肉之堅脆。而病①形定矣。視人之目窠上。微癰如新臥起狀。其頸脉動。時欬。按其手足上。②窅而不起者。風水膚脹也。尺膚滑③其淖澤者。風也。尺肉弱者。解㑊。安臥脫肉者。寒熱。不治。尺膚滑而澤脂者。風④也。尺膚濇者。風痺也。尺膚麤如枯魚之鱗者。水⑤泆飲也。尺膚熱甚。脉盛躁者。病⑥溫也。其脉盛

【校勘】

①形：《脉經》卷四《辨三部九候脉證》「形」下有「變」字。

②窅：《脉經》卷八《平水氣黃汗氣分脉證》作「陷」。義近。

③其：《太素》卷十五《尺診》、《甲乙經》卷四《病形脉診》作「以」，屬上讀。似是。

④尺膚滑而澤脂者風也：《甲乙經》卷四《病形脉診》、《脉經》卷四《辨三部九候脉證》無此九字。疑衍。

⑤泆：《脉經》卷四《辨三部九候脉證》作「淡」。按：「淡」，通「痰」。

⑥溫：《太素》卷十五《尺診》作「濕」。於義較明，疑形近誤。

而滑者，❶病且出也。尺膚寒，其脈小❷者，泄，少氣。尺膚炬然，先熱後寒者，寒熱也。尺膚先寒，久大之而熱者，亦寒熱也。肘所獨熱者，腰以上熱；手所獨熱者，腰以下❸熱。肘前獨熱者，膺前熱；肘後獨熱者，肩❹背熱。臂中獨熱者，腰腹熱。肘後麤❺以下三四寸熱❻者，腸中有蟲。掌中熱者，腹中熱；掌中寒者，腹中寒。魚❼上白肉有青血脈者，胃中有寒。尺❽炬然熱，人迎大者，當奪

【校勘】

❶病：《太素》卷十五《尺診》作「汗」。爲是，當據改。

❷其脈小：《太素》卷十五《尺診》「其」作「甚」，屬上讀。又，《甲乙經》卷四《病形脈診》「小」作「急」。

❸下：《脈經》卷四《辨三部九候脈證》作「上」。

❹肩：《太素》卷十五《尺診》無。

❺肘後麤：《甲乙經》卷四《病形脈診》作「肘後廉」。爲是，當據改。

❻熱者：《太素》卷十五《尺診》、《甲乙經》卷四《經脈》無。

❼魚上：《甲乙經》卷四《病形脈診》作「魚際」。爲是。

❽尺：《甲乙經》卷四《病形脈診》「尺」下有「膚」字。

血尺堅❶大❷脉小甚少氣悗有加立死目赤色者病在心。白在肺。青在肝。黄在脾。黑在腎。黄色不可名者病在胷中。診目痛❸。赤脉從上下者太陽病。從下上者陽明病。從外走❹内者少陽病。診寒熱。赤脉上下至瞳子❺。見一脉一歲死。見一脉半。一歲半死。見二脉。二歲死。見二脉半。二歲半死。見三脉。三歲死❻。診齲齒痛。按其陽❼之來有過者。獨熱在左。右熱在右。右熱

【校勘】

❶堅：《甲乙經》卷四《經脉》作「緊」。爲是，當據改。

❷大：《甲乙經》卷四《經脉》作「人迎」。爲是，當據改。

❸痛：《脉經》卷五《針道》作「病」。

❹走：《脉經》卷五《針道》作「入」。

❺赤脉上下至瞳子：《脉經》卷五《針道》作「目中有赤脉，從上下至瞳子」。於義較明。

❻診寒熱……三歲死：《脉經》卷五《扁鵲華佗察聲色脉訣》「寒熱」下有「瘰癧」二字。當據補。按：本節與本書《寒熱》文重，疑彼篇錯簡於此。

❼陽：《脉經》卷五《針道》「陽」下有「明」字。當據補。

在上上熱。在下下熱。診血脉者。多赤多熱。❶多青多痛。多黑爲久❷痺。多赤多黑多青皆見者。寒熱身痛。❸而色微黄。齒垢黄。爪甲上黄。疸也。安卧小便黄赤。脉小而澀者。不嗜食。人病其寸口之脉。與人❹近之脉小大等。❺及其浮沉等者。病難已也。❻女子手少陰脉動甚者。姙子。嬰兒病。其頭毛皆逆上者。必死。耳間青脉起者。掣❼痛。大便赤❽瓣飧泄。脉小者。手足寒難已。

【校勘】

❶多赤多熱：《太素》卷九《經脉皮部》作「多黄赤則熱」。

❷久：《太素》卷九《經脉皮部》無。

❸而：《脉經》卷五《扁鵲華佗察聲色脉訣》作「面」。爲是，當據改。

❹近：一本作「迎」，於義較明。

❺等：《太素》卷十四《人迎脉口診篇》無。

❻其寸……難已也：《甲乙經》卷四《經脉》作「脉之浮沉，及人迎與氣口氣大小齊等者，其病難已」。

❼掣痛：《甲乙經》卷十二《小兒雜病》作「掣腹痛」。

❽赤瓣：《甲乙經》卷十二《小兒雜病》作「青瓣」，爲是，當據改。

飧泄脈小，手足溫，泄易已。四時之變，寒暑之勝，重陰必陽，重陽必陰。故陰主寒，陽主熱，故寒甚則熱，熱甚則寒，故曰寒生熱，熱生寒，此陰陽之變也。故曰冬傷於寒，春生癉❶熱；春傷於風，夏生後泄腸❷澼；夏傷於暑，秋生痎瘧；秋傷於濕，冬生咳嗽。是謂四時之序也。

目窠音科 窅音杳 炬音巨 然及許切亦作及然 齲丘禹切齒蠹 掣尺列切 痎瘧上音皆瘦瘧也

【校勘】

❶癉熱：《素問·陰陽應象大論》作「溫病」。

❷後泄腸澼：《太素》卷三十《四時之變》「後泄」均作「飧泄」。《素問·陰陽應象大論》、《甲乙經》卷十一《足太陰厥脈病發溏泄下利》無「腸澼」二字。

○刺節眞邪第七十五

黃帝問于岐伯曰。余聞刺有五節。奈何。岐伯曰。固有五節。一曰振埃。二曰發矇。三曰去爪❶。四曰徹衣。五曰解惑。黃帝曰。夫子言五節。余未知其意。岐伯曰。振埃者。刺外經。去陽病也。發矇者。刺府輸。去府病也。去爪者。刺關節肢❷絡也。徹衣者。盡刺諸陽之奇輸也。解惑者。盡知調陰陽。補寫有餘不足。相傾移也。黃帝曰。刺

【校勘】

❶爪：《甲乙經》卷九《足厥陰脉動喜怒不時發㿗疝遺溺癃》作「衣」，與下文「徹衣」合。可參。

❷肢：《太素》卷二十二《五節刺》、《甲乙經》卷九《足厥陰脉動喜怒不時發㿗疝遺溺癃》作「支」。爲是，當據改。

節言振埃。夫子乃言刺外經。去陽病。余不知其所謂也。願卒聞之。岐伯曰。振埃者。陽氣大逆。上滿於胷中。憤䐜❶肩息。大氣逆上。喘喝坐伏。病惡埃煙。餲不得息。請言振埃。尚❷疾於振埃。黃帝曰。善。取之何如。岐伯曰。取之天容。黃帝曰。其欬上氣。窮詘胷痛者。取之奈何。岐伯曰。取之廉泉。黃帝曰。取之有數乎。岐伯曰。取天容者。無過一里❸。取廉泉者。血變而止。帝曰。

【校勘】

❶憤䐜：《甲乙經》卷九《邪在肺五藏六府受病發欬逆上氣》「䐜」作「䐜」。《太素》卷二十二《五節刺》「憤」作「煩」。

❷尚：《太素》卷二十二《五節刺》作「而」。

❸無過一里：《甲乙經》卷九《邪在肺五藏六府受病發欬逆上氣》作「深無一里」，《太素》卷二十二《五節刺》作「無過一里而止」。楊上善注：「一里，一寸也。故《明堂》刺天容入一寸也。」

善哉黃帝曰刺節言發矇余不得其意夫發矇者耳無所聞目無所見夫子乃言刺府輸去府病①何輸使然願聞其故歧伯曰妙乎哉問也此刺之大②約鍼之極也神明之類也口說書卷猶不能及也請言發矇耳尚疾於發矇也黃帝曰善願卒③聞之歧伯曰刺此者必於日中刺其聽宮中其眸子聲聞於耳此其輸也黃帝曰善何謂聲聞於耳歧伯曰刺邪④

【校勘】

① 去府病：《太素》卷二十二《五節刺》無此三字。

② 大：《太素》卷二十二《五節刺》無。

③ 卒聞：《太素》卷二十二《五節刺》作「手受」。

④ 刺邪：《太素》卷二十二《五節刺》作「邪刺」，《甲乙經》卷十二《手太陽少陽脈動發耳病》作「已刺」。

以手堅按其兩鼻竅。而疾偃其聲。必應於鍼也。黄帝曰：善。此所謂弗見爲之。而無目視。見而取之神明相得者也。黄帝曰。刺節善①去爪。夫子乃言刺關節②肢絡。願卒聞之。歧伯曰。腰脊者。身之大關節也。肢脛③者。人之管④以趨翔也。莖垂⑤者。身中之機。陰精之候。津液之道也。故飲食不節。喜怒不時。津液内溢。乃下留於睪血道⑥不通。日大不休⑦。俛仰不便。趨翔不能。

【校勘】

❶善：《太素》卷二十二《五節刺》作「言」。爲是。

❷肢：《太素》卷二十二《五節刺》、《甲乙經》卷九《足厥陰脉動喜怒不時發癲疝遺溺癃》作「支」。爲是。

❸肢脛：《太素》卷二十二《五節刺》作「骨胻」。

❹管以：《太素》卷二十二《五節刺》「管以」作「所以」。

❺垂：《甲乙經》卷九《足厥陰脉動喜怒不時發癲疝遺溺癃》作「睾」。

❻血道：《太素》卷二十二《五節刺》作「水道」。爲是，當據改。

❼日大不休：《甲乙經》卷九《足厥陰脉動喜怒不時發癲疝遺溺癃》作「炅不休息」。

此病榮然❶有水。不上不下。鈹石所取。形不可匿。常❷不得蔽。故命曰去爪。帝曰。善。黄帝曰。刺節言徹衣。夫子乃言盡刺諸陽之奇輸。未有常處也。願卒聞之。岐伯曰。是陽氣有餘而陰氣不足。陰氣不足則内熱。陽氣有餘則外熱。内熱相搏❸。熱於懷炭。外畏綿帛近。不可近❹身。又❺不可近席。腠理閉塞。則汗不出。舌焦脣槁。腊乾嗌燥。飲食不讓美惡。黄帝曰。善。取之奈

【校勘】

❶此病榮然：《甲乙經》卷九《足厥陰脉動喜怒不時發癲疝遺溺癃》無「此病」二字，「榮」作「煢」。《太素》卷二十二《五節刺》同。

❷常：《甲乙經》卷九《足厥陰脉動喜怒不時發癲疝遺溺癃》作「裳」。

❸内熱相搏：《太素》卷二十二《五節刺》「内」作「與」，「搏」作「薄」。《甲乙經》卷七《六經受病發傷寒熱病》「内」作「兩」。

❹近：《太素》卷二十二《五節刺》作「衣」。爲是，當據改。

❺又：《甲乙經》卷七《六經受病發傷寒熱病》作「身熱」。義勝。

何。岐伯曰。或❶之於其天府大杼三痏。又刺中膂。以去其熱。補足手太陰。以去其汗。熱去汗稀。疾於徹衣。黃帝曰善。黃帝曰。刺節言解惑。夫子乃言盡知調陰陽。補寫有餘不足。相傾移也。惑何以解之。岐伯曰。大風在身。血脉偏虛。虛者不足。實者有餘。輕重不得。傾側宛伏。不知東西。不知南北。乍上乍下。乍反乍❷覆。顛倒無常。甚於迷惑。黃帝曰善。取之奈何。岐伯

【校勘】

❶或：一本作「取」。

❷乍反乍覆：《太素》卷二十二《五節刺》「覆」上無「乍」字。《甲乙經》卷十《陽受病發風》作「反覆」。

曰寫其有餘，補其不足。陰陽平復。用鍼若此。疾於解惑。黃帝曰。善。請藏之靈蘭之室。不敢妄出也。黃帝曰。余聞刺有五邪。何謂五邪。歧伯曰。病有持❶癰者。有容大者。有狹小者。有熱者。有寒者。是謂五邪。黃帝曰。刺五邪奈何。歧伯曰。凡刺五邪之方。不過五章。痺❷熱消滅。腫聚散亡。寒痺益溫。小者益陽。大者必去。請道其方。凡刺癰邪❸。無迎隴。易俗移性。不得膿。脆❹

【校勘】

❶持：《太素》卷二十二《五節刺》作「時」。

❷痹：《太素》卷二十二《五節刺》作「瘅」。義勝。

❸邪：《甲乙經》卷五《九針九變十二節五刺五邪》「邪」下有「用鈹針」三字。可參。

❹脆：《太素》卷二十二《五邪刺》作「詭」。形近而誤，當據改。

道更行。去其鄉。不安處所。乃散亡。諸陰陽過
癰者。取之其輸。寫之。凡刺大邪①。曰以小。泄奪
其有餘。乃益虛。剽其通②。鍼其邪。肌肉親。視之
毋有反其眞。刺諸陽分肉間。凡刺小邪③。曰以
大。補其不足。乃無害。視其所在。迎之界。遠近
盡至。其不得外侵而行之。乃自費④。刺分肉間。
凡刺熱邪。越而蒼⑤。出遊不歸。乃無病。爲開通⑥。
辟門戶。使邪得出。病乃已。凡刺寒邪。曰以溫

【校勘】

❶邪：《甲乙經》卷五《針灸禁忌》「邪」下有「用鋒針」三字。

❷剽其通：《太素》卷二十二《五邪刺》作「慓其道」。《甲乙經》卷五《針灸禁忌》「剽」作「標」。

❸邪：《甲乙經》卷五《針灸禁忌》「邪」下有「用員針」三字。

❹費：《甲乙經》卷五《針灸禁忌》作「貴」。

❺蒼：《太素》卷二十二《五邪刺》、《甲乙經》卷五《針灸禁忌》作「滄」。爲是，當據改。

❻通：《太素》卷二十二《五邪刺》、《甲乙經》卷五《針灸禁忌》作「道乎」。爲是，當據改。

徐往徐來❶致其神門戶已閉氣不分虛實得調其❷氣存也黃帝曰官鍼奈何岐伯曰刺癰者用鈹鍼刺大者用鋒鍼刺小者用員利鍼刺熱者用鑱鍼刺寒者用毫鍼也請言解論與天地相應與四時相副人參天地故可爲解下有漸洳上生葦蒲此所以知形氣之多少也陰陽者寒暑也熱則滋雨而在上根荄少汁人氣在外皮膚緩腠理開血氣減汁❸大

【校勘】

❶徐來：《太素》卷二十二《五邪刺》、《甲乙經》卷五《針灸禁忌》作「疾出」。爲是，當據改。

❷其：《太素》卷二十二《五邪刺》、《甲乙經》卷五《針灸禁忌》作「真」。爲是，當據改。

❸汁：《甲乙經》卷七《陰衰發熱厥陽衰發寒厥》、《太素》卷二十二《五邪刺》作「汗」。形近而誤，當據改。

泄。皮❶淖澤，寒則地凍水冰。人氣在中，皮膚緻腠理閉，汗不出，血氣強，肉堅濇。當是之時，善行水者不能往冰，善穿地者不能鑿凍，善用鍼者亦不能取四厥。血脉凝結，堅搏不往來者，亦未可卽柔。故行水者，必待天溫冰釋凍解❷，而❸水可行，地可穿也。人脉猶是也。治厥者，必先熨❹調和其經，掌與腋，肘與脚，項與脊，以調之❺。火氣❻已通，血脉乃行，然後視其病，脉淖

【校勘】

❶皮：《太素》卷二十二《五邪刺》作「肉」。爲是，當據改。

❷凍解：《甲乙經》卷七《陰衰發熱厥陽衰發寒厥》「凍解」上有「穿地者，必待」五字。當據補。

❸而：《甲乙經》卷七《陰衰發熱厥陽衰發寒厥》「而」下有「後」字。

❹熨：《甲乙經》卷七《陰衰發熱厥陽衰發寒厥》「熨」下有「火以」二字，於義較明。

❺之：《甲乙經》卷七《陰衰發熱厥陽衰發寒厥》作「其氣」。義勝。

❻火氣：《甲乙經》卷七《陰衰發熱厥陽衰發寒厥》作「大道」。

澤者刺而平之堅緊者破而散❶之氣下乃止此所謂以解結者也用鍼之類在於調氣氣積於胃以通營衛各行其道宗氣留於海其下者注於氣街其上者走於息道故厥在於足宗氣不下脉中之血凝而留止弗之火調弗能取之用鍼者必先察其經絡之實虛切而循之按而彈之視其應動者乃後取之❷而下之六經調者謂之不病雖病謂之自已也

【校勘】

❶散：《甲乙經》卷七《陰衰發熱厥陽衰發寒厥》作「決」。

❷之：《太素》卷二十二《五邪刺》、《甲乙經》卷七《陰衰發熱厥陽衰發寒厥》無。

一經上實下虛而不通者。此必有橫絡盛加於大經。令之不通。視而寫之①。此所謂解結也。上寒下熱。先刺其項太陽。久留之。已刺則熨項與肩胛。令熱下合②乃止。此所謂推而上之者也。上熱下寒。視其虛脉而陷之③於經絡者取之。氣下乃止。此所謂引而下之者也。大熱徧身。狂而妄見妄聞妄言④。視足陽明及大絡取之。虛者補之。血而實者寫之。因其⑤偃臥居

【校勘】

① 視而瀉之：《甲乙經》卷七《陰衰發熱厥陽衰發寒厥》此下有「通而決之」四字。可參。

② 合：《千金要方》卷十四《風癲》作「冷」。可參。

③ 陷之：《太素》卷二十二《五邪刺》、《甲乙經》卷七《陰衰發熱厥陽衰發寒厥》、《千金要方》卷十四《風癲》作「陷下」。

④ 狂而妄見、妄聞、妄言：《甲乙經》卷七《足陽明脉病發熱狂走》作「狂言而妄見」。

⑤ 其：《太素》卷二十二《五邪刺》、《甲乙經》卷七《足陽明脉病發熱狂走》作「令」。

其頭前。以兩手四指挾按頸動脈。久持之。卷而切。推下至缺盆中。而復止❶如前。熱去乃止。此所謂推而散之者也。黃帝曰。有❷一脈生數十病者。或痛。或癰。或熱。或寒。或痒。或痹。或不仁。變化無窮。其故何也。岐伯曰。此皆邪氣之所生也。黃帝曰。余聞氣者。有真氣。有正氣。有邪氣。何謂真❸氣。岐伯曰。真氣者。所受於天。與穀氣❹并而充身❺也。正氣者。正風也❹。從一方來

【校勘】

❶止：《太素》卷二十二《五邪刺》作「上」。

❷有：《甲乙經》卷十《陰受病發痹》「有」上有「或」字。

❸真氣：《甲乙經》卷十《陰受病發痹》作「也」。

❹穀氣：《甲乙經》卷十《陰受病發痹》作「水穀氣」。

❺也：《甲乙經》卷十《陰受病發痹》「也」上有「者」字。

非實風。又❶非虛風也。邪氣者❷。虛風之賊傷人也。其中人也深。不能自去。正風者。其中人也淺。合而自去。其氣來柔弱。不能勝眞氣。故自去。虛邪之中人也。洒淅動形。起毫毛而發腠理。其入深。內搏於骨。則爲骨痺。搏於筋。則爲筋攣。搏於脉中。則爲血閉。不通則爲癰。搏於肉。與衛氣相搏。陽勝者。則爲熱。陰勝者。則爲寒。寒則❸眞氣去。去則虛。虛則寒。搏於皮膚之

【校勘】

❶非實風又：《甲乙經》卷十《陰受病發痹》無此四字，與本書《九宮八風》合。爲是，當刪。

❷邪氣者：《甲乙經》卷十《陰受病發痹》此下有「虛風也」三字。

❸眞：《甲乙經》卷十《陰受病發痹》作「其」。

間。其氣外發。腠理開。毫毛搖。氣往來行❶。則爲痒。留而不去。則痺。衛氣不行。則爲不仁。虛邪偏容❷於身半。其入深。內居榮衛。榮衛稍衰。則眞氣去。邪氣獨留。發爲偏枯。其邪氣淺者。脉偏痛。虛邪之入於身也深。寒與熱相摶。久留而內著。寒勝其熱。則骨疼肉枯。熱勝其寒。則爛肉腐肌爲膿。內傷❸骨。內傷骨爲骨蝕。有所疾前筋。筋屈不得伸。邪氣居其間而不反。發

【校勘】

❶行：《甲乙經》卷十《陰受病發痹》「行」上有「微」字。

❷容：《甲乙經》卷十《陽受病發風》作「客」。形近而誤，當據改。

❸內傷骨：《甲乙經》卷十一《寒氣客於經絡之中發癰疽風成發厲浸淫》無此三字。義勝。

於筋溜❶。有所結。氣歸之。衛氣留之。不得反❷。津液久留。合而爲腸溜❶。久者。數歲乃成。以手按之柔。已有所結。氣歸之。津液留之。邪氣中之。凝結日以易❸甚。連以聚居。爲昔瘤。以手按之堅。有所結。深中骨。氣因於骨。骨與氣并。日以益大。則爲骨疽❹。有所結。中於肉。宗❺氣歸之。邪留而不去。有熱則化而爲膿。無熱則爲肉疽❻。凡此數氣者。其發無常處。而有常名也。

【校勘】

❶溜：《甲乙經》卷十一《寒氣客於經絡之中發癰疽風成發厲浸淫》作「瘤」。爲是，當據改。

❷反：《甲乙經》卷十一《寒氣客於經絡之中發癰疽風成發厲浸淫》「反」上有「復」字。當據補。

❸易：據文義當作「益」，下文「日以益大」可證。

❹骨疽：據文例作「骨瘤」爲是，當據改。

❺宗：《太素》卷二十九首篇無。

❻肉疽：據文例作「肉瘤」爲是，當據改。

餶音噎竅　腊思亦切　剽匹妙切　漸洳上音

替下音如草

根相牽引貌

○衛氣行第七十六

黄帝問於岐伯曰：願聞衛氣之行，出入之合。❶何如？岐伯曰：歲有十二月，日有十二辰，子午為經，卯酉為緯。天周二十八宿，而一面七星，❷四七二十八星。❸房昴為緯，虛張為經。是故房至畢為陽，昴至心為陰。陽主晝，陰主夜。故衛

【校勘】

❶合：《甲乙經》卷一《氣息周身五十營四時日分漏刻》作「會」。

❷一面：《太素》卷十二《衛五十周》作「面有」。

❸四七二十八星：《甲乙經》卷一《氣息周身五十營四時日分漏刻》作「天一面七宿，周天四七二十八宿」。

氣之行。一日一夜五十周於身。晝日行於陽二十五周。夜行於陰二十五周周於五歲❶。是故平旦陰❷盡。陽氣出於目。目張則氣上行於頭。循項下足太陽。循背下至小指之端。其散者。別於目銳眥。下手太陽。下至手小指之間❸外側。其散者。別於目銳眥。下足少陽。注小指次指之間。以上循手少陽之分❹側。下至小❺指之間。別者以上至耳前。合於頷脉。注足陽明

【校勘】

❶ 周於五歲：《太素》卷十二《衛五十周》無「周」字。《太素》卷十二《衛五十周》、《甲乙經》卷一《氣息周身五十營四時日分漏刻》「歲」作「藏」，爲是，當據改。

❷ 陰：《太素》卷十二《衛五十周》、《甲乙經》卷一《氣息周身五十營四時日分漏刻》「陰」下有「氣」字。

❸ 間：《太素》卷十二《衛五十周》作「端」。爲是，當據改。

❹ 側：《太素》卷十二《衛五十周》無。衍文，當刪。

❺ 小指：《太素》卷十二《衛五十周》「小指」下有「次指」二字。當據補。

❶以下行。至跗上。入❷五指之間。其散者。從耳下下手陽明。入大指之間。入掌中。其至於足也。入足心。出內踝。下行陰分。復合於目。故為一周。是故日行一舍。人氣行❸一周與十分身之八。日行二舍。人氣行二周於❹身與十分身之六。日行三舍。人氣行於身五周與十分身之四。日行四舍。人氣行於身七周與十分身之二。日行五舍。人氣行於身九周。日行六舍。人

【校勘】

❶以：《太素》卷十二《衛五十周》無。

❷入：《甲乙經》卷一《氣息周身五十營四時日分漏刻》「入」下有「足」字。

❸行：《甲乙經》卷一《氣息周身五十營四時日分漏刻》、《素問·八正神明論》王冰注引文「行」下有「於身」二字。當據補。

❹二周於身：《甲乙經》卷一《氣息周身五十營四時日分漏刻》、《素問·八正神明論》王冰注引文作「於身三周」。

氣行於身十周與十分身之八。日行七舍。人氣行於身十二周在❶身與十分身之六。日行十四舍。人氣二十五周於身有奇分與十分身之❷四。陽盡於❸陰。陰受氣矣。其始入於陰，常從足少陰注於腎。腎注於心。心注於肺。肺注于肝。肝注于脾。脾復注于腎爲❹周。是故夜行一舍。人氣行於陰藏一周與十分藏之八。亦如陽行之❺二十五周。而復❻合於目。陰陽一日

【校勘】

❶在身：疑衍，據文例當刪。

❷四：《太素》卷十二《衛五十周》作「二」。爲是。

❸於陰：《太素》卷十二《衛五十周》作「而」屬下讀。

❹周：《太素》卷十二《衛五十周》、《甲乙經》卷一《氣息周身五十營四時日分漏刻》「周」上有「一」字。當據補。

❺行之：《太素》卷十二《衛五十周》、《甲乙經》卷一《氣息周身五十營四時日分漏刻》作「之行」。

❻合：《甲乙經》卷一《氣息周身五十營四時日分漏刻》作「會」。

一夜。合有奇分十分身之四❶。與十分藏之二。是故人之所以臥起之時有早晏者。奇❷分不盡故也。黃帝曰。衛氣之在於身也。上下往來。不以❸期。候氣而刺之。奈何。伯高曰。分有多少。日有長短。春秋冬夏。各有分理。然後常以平旦爲紀。以夜盡爲始。是故一日一夜。水下❹百刻。二十五刻者。半日之度也。常如是毋已。日入而止。隨日之長短。各以爲紀而刺之。謹候

【校勘】

❶四：《太素》卷十二《衛五十周》作「二」，據文義當據改。

❷奇：《甲乙經》卷一《氣息周身五十營四時日分漏刻》「奇」上有「以」字。

❸不以期：《甲乙經》卷一《氣息周身五十營四時日分漏刻》作「無已，其」，「其」屬下讀。

❹水下：《甲乙經》卷一《氣息周身五十營四時日分漏刻》作「漏水」。爲是。

其時。病可與期。失時反候者。百病不治❶。故曰。刺實者。刺其來也。刺虛者。刺其去也。此言氣存亡之時。以候虛實❷而刺之。是故謹候氣之所在而刺之。是謂逢時。在❸於三陽。必候其氣在於陽而刺之。病在於三陰。必候其氣在陰分而刺之。水下一刻。人氣在太陽。水下二刻。人氣在少陽。水下三刻。人氣在陽明。水下四刻。人氣在陰分。水下五刻。人氣在太陽。水下

【校勘】

❶治：《甲乙經》卷一《氣息周身五十營四時日分漏刻》作「除」。

❷虛實：《太素》卷十二《衛五十周》作「實虛」，承上文義，義勝。

❸在：《甲乙經》卷一《氣息周身五十營四時日分漏刻》「在」上有「病」字。據文義，當據補。

六刻。人氣在少陽。水下七刻。人氣在陽明。水下八刻。人氣在陰分。水下九刻。人氣在太陽。水下十刻。人氣在少陽。水下十一刻。人氣在陽明。水下十二刻。人氣在陰分。水下十三刻。人氣在太陽。水下十四刻。人氣在少陽。水下十五刻。人氣在陽明。水下十六刻。人氣在陰分。水下十七刻。人氣在太陽。水下十八刻。人氣在少陽。水下十九刻。人氣在陽明。水下二十刻。人氣在陰分。水下二十一刻。人氣在太陽。水下二十二刻。人氣在少陽。水下二十三刻。人氣在陽明。水下二十四刻。人氣在陰分。水下二十五刻。人氣在太陽。此半月❶之度也。從房至畢一十四舍❷水下五十刻。日行半度❸。廻行一舍。水下三刻與七分刻之四。大要曰。常以日之加於宿上也。人氣在太陽。是故日行一舍、人氣行三陽行❹與陰分。常如是無已。

【校勘】

❶月：《太素》卷十二《衛五十周》、胡本「月」作「日」。義勝。

❷舍：《甲乙經》卷一《氣息周身五十營四時日分漏刻》「舍」作「度」，《素問·八正神明論》王冰注「舍」作「宿」。

❸日行半度：《甲乙經》卷一作「半日之度也」。又，此後《甲乙經》卷一有「從昴至心，亦十四舍，水下五十刻，終日之度也」十八字。《素問·八正神明論》王冰注同。據文例，當據補。

❹行：《太素》卷十二《衛五十周》、《甲乙經》卷一無。當刪。

天與地[1]同紀。紛紛盼盼。終而復始。一日一夜。水下百刻而盡矣。盼盼 按太素音義云普巴切

○九宮八風第七十七

合八風虛實邪正

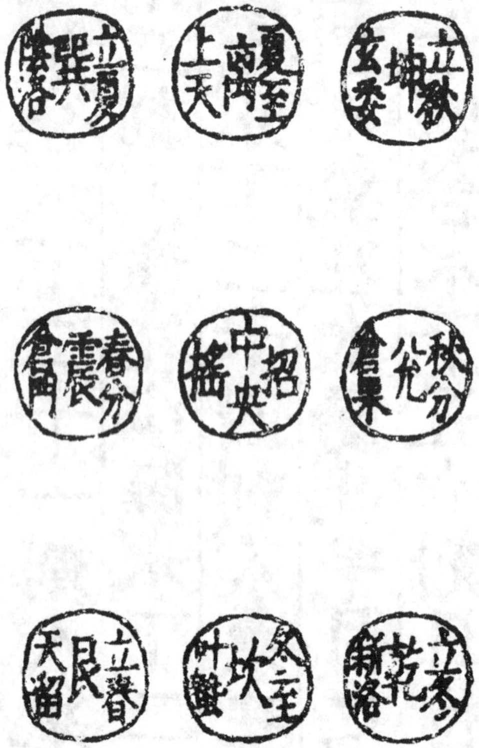
立秋 坤 玄委
夏至 离 上天
立夏 巽 陰洛
秋分 兌 倉果
招搖 中央
春分 震 倉門
立冬 乾 新洛
冬至 坎 叶蟄
立春 艮 天留

【校勘】

[1] 天與地：《太素》卷十二《衛五十周》、《甲乙經》卷一《氣息周身五十營四時日分漏刻》作「與天地」。爲是，當乙正。

立秋二 玄委 西南方	立冬六 新洛 西北方	招搖中央	立夏四 陰洛 東南方	立春八 天留 東北方
秋分七 倉果 西方	夏至九 上天 南方	冬至一 叶蟄 北方	春分三 倉門 東方	

太一常以冬至之日。居❶叶蟄之宮四十六日。明日居天留四十六日。明日居倉門四十六日。明日居陰洛四十五日。明日居天❷宮四十

【校勘】

❶叶：《太素》卷二十八《九宮八風》作「汁」。義通。

❷天宮：《太素》卷二十八《九宮八風》作「上天」。

六日。明日居玄委四十六日。明日居倉果四十六日。明日居新洛四十五日。明日復居叶蟄之宮。曰冬至矣。太一日遊。以冬至之日居叶蟄之宮。數所在日從❶一處。至九日。復反於一。常如是無已。終而復始。太一移❷日。天必應之以風雨。以其日風雨則吉。歲美❸民安少病矣。先之則多雨。後之則多汗❹。太一在冬至之日有變。占在君。太一在春分之日有變。占在

【校勘】

❶從：《太素》卷二十八《九宮八風》蕭延平校曰：「從，疑徙之誤。」

❷移：《太素》卷二十八《九宮八風》作「徙」。

❸歲美：《太素》卷二十八《九宮八風》作「歲矣」，屬上讀。

❹汗：《太素》卷二十八《九宮八風》作「旱」。聲近而誤，當據改。

相。太一在中宮之日有變。占在吏。太一在秋分之日有變。占在將。太一在夏至之日有變。占在百姓。所謂有變者。太一居五宮之日。病❶風折樹木。揚沙石。各以其所主❷。占貴賤。因視風所從來而占之。風❸從其所居之鄉來為實風。主生。長養萬物。從其衝後來為虛風。傷❹人者也。主殺。主害者❺。謹候虛風而避之。故聖人日避虛邪之道❻。如避矢石然。邪❼弗能害。此之

【校勘】

❶病：《太素》卷二十八《九宮八風》作「疾」。

❷主：《太素》卷二十八《九宮八風》作「生」。

❸風：《太素》卷二十八《九宮八風》無。

❹傷：《甲乙經》卷六《八正八虛八風大論》「傷」上有「賊」字。

❺主殺主害者：《甲乙經》卷六《八正八虛八風大論》作「主殺害」。

❻聖人日避虛邪之道：《甲乙經》卷六《八正八虛八風大論》作「避邪之道」，《素問·八正神明論》王冰注引作「聖人避邪」。

❼邪：《太素》卷二十八《九宮八風》無。

謂也。是故太一入徙立於中宮。乃朝八風。以占吉凶也。風從南方來。名曰大弱風。其傷人也。內舍於心。外在於脉❶。氣主熱❷。風從西南方來。名曰謀風。其傷人也。內舍於脾。外在於肌。其氣主爲弱。風從西方來。名曰剛風。其傷人也。內舍於肺。外在於皮膚。其氣主爲燥。風從西北方來。名曰折風。其傷人也。內舍於小腸。外在於手太陽脉。脉絶則❸溢。脉閉則結不通。

【校勘】

❶內舍於心，外在於脉：《素問·八正神明論》王冰注引作「外在於脉，內舍於心」。以下文例，「外在」於前，「內舍」於後。據文例，當乙正。

❷氣主熱：《太素》卷二十八《九宮八風》、《甲乙經》卷六《八正八虛八風大論》作「其氣主爲熱」，與下文例合，當據改。

❸溢：《甲乙經》卷六《八正八虛八風大論》作「泄」。據文義，當據改。

善暴死。風從北方來。名曰大剛風。其傷人也。內舍於腎。外在於骨與肩背之膂筋。其氣主爲寒也。風從東北方來。名曰凶風。其傷人也。內舍於大腸。外在於兩脇腋骨下及肢節。風從東方來。名曰嬰兒風。其傷人也。內舍於肝。外在於筋紐。其氣主爲身濕❶。風從東南方來。名曰弱風。其傷人也。內舍於胃。外在肌肉。其氣主體重。此八風皆從其虛之鄉來。乃能病

【校勘】

❶身濕：《甲乙經》卷六《八正八虛八風大論》無「身」字，按文義，「濕」字疑誤。

人。三虛相摶❶。則爲暴病卒死。兩實一虛。病則爲淋露寒熱。犯其雨濕之地。則爲痿。故聖人避風。如避矢石焉。其有三虛而偏中於邪風則爲擊仆偏枯矣。

黃帝素問靈樞經卷第之十一

【校勘】

❶摶：諸家注本作「搏」，可參。

黃帝素問靈樞經卷之十二

○九鍼論第七十八

黃帝曰。余聞九鍼於夫子。衆多博大矣。余猶不能寤。敢問九鍼焉生。何因而有名。岐伯曰。九鍼者。天地之大數也。始於一而終於九。故曰。一以法天。二以法地。三以法人。四以法時。五以法音[1]。六以法律[2]。七以法星[3]。八以法風[4]。九以法野[5]。黃帝曰。以鍼應九之數奈何。岐伯曰。

【校勘】

[1] 音：《太素》卷二十一《九針所象》「音」上有「五」字。

[2] 律：《太素》卷二十一《九針所象》「律」上有「六」字。

[3] 星：《太素》卷二十一《九針所象》「星」上有「七」字。

[4] 風：《太素》卷二十一《九針所象》「風」上有「八」字。

[5] 野：《太素》卷二十一《九針所象》「野」上有「九」字。

夫聖人之起天地之數也。一而九之。故以立九野。九而九之。九九八十一。以起黄鍾數焉。以鍼應數也。一者天也。天者陽也。五藏之應天者肺①。肺者。五藏六府之蓋也。皮者肺之合也。人之陽也。故爲之治鍼。必②以大其頭而鋭其末。令無得深入而陽氣出。二者地也③。人之所以應土者。肉也。故爲之治鍼。必筩其身而員其末。令無得④傷肉分。傷則氣得④竭。三者。人

【校勘】

❶肺：《甲乙經》卷五《九針九變十二節五刺五邪》「肺」下有「也」字，與文例合。爲是。

❷以：《聖濟總録》卷一九二無，與文例合。爲是。

❸也：《太素》卷二十一《九針所象》、《甲乙經》卷五《九針九變十二節五刺五邪》「也」字下有「地者土也」四字。當據補。

❹得：《太素》卷二十一《九針所象》無。

也人之所以成生者血脉也故爲之治鍼必大其身而員其末令可以按脉勿陷以致其氣令邪氣獨出四者時也時者四時八風之客於經絡之中爲瘤[1]病者也故爲之治鍼必箭其身而鋒其末令可以寫熱出血而痼病竭五者音也音者冬夏之分分於子午陰與陽別寒與熱爭兩氣相摶[2]合爲癰膿者也故爲之治鍼必令其末如劒鋒可以取大膿[3]六

【校勘】

❶瘤：《太素》卷二十一《九針所象》、《甲乙經》卷五《九針九變十二節五刺五邪》作「痼」。爲是，當據改。

❷摶：胡本作「搏」，《甲乙經》卷五《九針九變十二節五刺五邪》作「薄」。「搏」「薄」義通。作「搏」爲是，當據改。

❸膿：《甲乙經》卷五《九針九變十二節五刺五邪》「膿」下有「出血」二字。

者律也律者調陰陽四時而合十二經脉虛邪客於經絡而爲暴痹者也故爲之治鍼必令尖如氂且員且鋭中身微大以取暴氣七者星也星者人之七竅邪之所客於經而爲痛痹舍於經絡①者也故爲之治鍼令尖如蚊蝱喙靜以徐往微以久留正氣因之眞邪俱往出鍼而養者也八者風也風者人之股肱八節也八正之虛風八風②傷人内舍於骨解

【校勘】

①而爲痛痹，舍於經絡：《甲乙經》卷五《九針九變十二節五刺五邪》作「舍於絡，而爲痛痹」，於義較明。爲是。

②八風：《甲乙經》卷五《九針九變十二節五刺五邪》、《聖濟總録》卷一九二無「八風」二字，疑後人沾入注文。

腰脊節腠理❶之間。爲深痺也。故爲之治鍼。必❷長其身。鋒其末。可以取深邪遠痺。九者。野也。野者。人之節解皮膚之間也。淫邪流溢於身。如風水之狀。而溜不能過於機關大節者也。故爲之治鍼。令尖如挺。其鋒微員。以取大氣之不能過於關節者也。黄帝曰。鍼之長短有數乎。岐伯曰。一曰鑱鍼者。取法於巾❸鍼。去末寸半❹。卒銳之。長一寸六分。主熱在頭身也。二

【校勘】

❶理：《太素》卷二十一《九針所象》、《甲乙經》卷五《九針九變十二節五刺五邪》無。

❷長：《甲乙經》卷五《九針九變十二節五刺五邪》、本書《九針十二原》作「薄」。爲是，當據改。

❸巾針：《甲乙經》卷五《九針九變十二節五刺五邪》、《聖濟總録》卷一九二、《醫心方》卷二《針例法》作「布針」。義近。

❹寸半：《太素》卷二十一《九針所象》、《甲乙經》卷五《九針九變十二節五刺五邪》作「半寸」。爲是，當乙正。

曰員鍼。取法於絮鍼。筩其身而卵其鋒。長一寸六分。主治分間氣。三曰鍉鍼。取法於黍粟之銳。長三寸半。主按脉取氣。令邪出。四曰鋒鍼。取法於絮鍼。筩其身。鋒其末❶。長一寸六分。主癰熱❷出血。五曰鈹鍼。取法於劒鋒。廣二分半。長四寸。主大癰膿。兩熱爭者也。六曰員利鍼。取法於氂鍼❸。微大其末。反小其身❹。令可深内也。長一寸六分。主取癰痹者也。七曰毫鍼。

【校勘】

❶末：《甲乙經》卷五《九針九變十二節五刺五邪》「末」下有「其刃三隅」四字。

❷癰熱：《甲乙經》卷五《九針九變十二節五刺五邪》作「瀉熱」。義勝。

❸氂針：《太素》卷二十一《九針所象》、《聖濟總録》卷一九二無「針」字。本書《九針十二原》：「員利針者，大如氂。」可證。

❹微大其末，反小其身：本書《九針十二原》及上文所云，員利針爲「且員且鋭，中身微大」，疑本文有誤。

取法於毫毛。長一寸六分。主寒熱❶痛痺在終者也。八曰長鍼。取法於綦鍼。長七寸。主取深邪遠痺者也。九曰大鍼。取法於鋒鍼。其鋒微員。長四寸。主取大氣不出關節者也。鍼形畢矣。此九鍼大小長短法也。黃帝曰：願聞身形應九野❷。奈何。歧伯曰：請言身形之應九野也。左足應立春。其日戊寅己丑。左脇❸應春分。其日乙卯。左毛應立夏。其日戊辰己巳。膺喉首

【校勘】

❶熱：《太素》卷二十一《九針所象》、《醫心方》卷五《治耳鳴方》無。按：本書《刺節真邪》：「刺寒者用毫針」，「熱」字顯系衍文。當刪。

❷九野：《千金翼方》卷二十三《診癰疽發起處》作「九宮」。

❸脇：《甲乙經》卷十一《寒氣客於經絡之中發癰疽風成發厲浸淫》、《千金翼方》卷十三《服松柏脂》作「胸」。義勝。

❶頭應夏至其日丙午右手應立秋其日戊申己未右脇應秋分其日辛酉右足應立冬其日戊戌己亥腰尻下竅應冬至其日壬子六府❷膈下三藏應中州其大禁大禁太一所在之日及諸戊己凡此九者善候八正所在之處所主左右上下身體有癰腫者欲治之無以其所直之日潰治之是謂天忌日也形樂志苦病生於脉治之以灸刺形苦志樂病生

【校勘】

❶首頭：《甲乙經》卷十一《寒氣客於經絡之中發癰疽風成發厲浸淫》、《千金翼方》卷二十三《診癰疽發起處》作「頭首」。

❷膈：《甲乙經》卷十一《寒氣客於經絡之中發癰疽風成發厲浸淫》、《千金翼方》卷二十三《診癰疽發起處》「膈」上有「及」字。

於筋。治之以熨引。形樂志樂。病生於肉。治之以鍼石。形苦志苦。病生於咽喝❶。治之以甘藥❷。形數驚恐。筋脉不通。病生於不仁。治之以按摩醪藥。是謂形❸。五藏氣❹。心主噫。肺主欬。肝主語。脾主吞。腎主欠❺。六府氣❻。膽爲怒。胃爲氣逆噦。大腸小腸爲泄。膀胱不約爲遺溺。下焦溢爲水。五味❼。酸入肝。辛入肺。苦入心。甘入脾。鹹入腎。淡入胃。是謂五味❽。五并❾。精氣并肝則憂。

【校勘】

❶喝：《素問·血氣形志篇》作「嗌」。爲是，當據改。

❷甘：《素問·血氣形志篇》作「百」。

❸是謂形：《素問·血氣形志篇》作「是謂五形志也」。爲是，當據改。

❹五藏氣：《素問·宣明五氣篇》作「五氣所病」，於義較明。

❺欠：《素問·血氣形志篇》「欠」下有「爲嚏」二字。

❻六府氣：《素問·宣明五氣篇》無此三字。

❼五味：《素問·宣明五氣篇》「五味」下有「所入」二字，當據補。

❽味：《素問·宣明五氣篇》作「入」。爲是。

❾五并：《素問·宣明五氣篇》作「五精所并」，於義較明。

并心則喜。并肺則悲。并腎則恐。并脾則畏。是謂五精之氣并於藏也。❶五惡。肝惡風。心惡熱。肺惡寒。腎惡燥。脾惡濕。此五藏氣所惡也。五液。❷心主汗。肝主泣。❸肺主涕。腎主唾。脾主涎。此五液所出也。五勞。❹久視傷血。久臥傷氣。久坐傷肉。久立傷骨。久行傷筋。此五久勞所病也。❺五走。酸走筋。辛走氣。苦走血。鹹走骨。❻甘走肉。是謂五走也。五裁。病在筋。無食酸。病在氣。無

【校勘】

❶是謂五精之氣并於藏也：《素問·宣明五氣篇》作「是謂五并，虛而相并者也」。可參。

❷五液：《素問·宣明五氣篇》作「五藏化液」，於義較明。

❸主泣：《素問·宣明五氣篇》作「爲淚」。義通。

❹五勞：《素問·宣明五氣篇》作「五勞所傷」，於義較明。

❺此五久勞所病也：《素問·宣明五氣篇》作「是爲五勞所傷」。義勝。

❻苦走血鹹走骨：《太素》卷二《調食補》作「苦走骨，鹹走血」，與本書《五味論》《素問·宣明五氣篇》合。

食辛。病在骨。無食鹹。病在血。無食苦。病在肉。無食甘。口嗜而欲食之。不可多也。必自裁也。命曰五裁。五發❶：陰病發於骨。陽病發於血。以味發於氣。陽病發於冬。陰病發於夏。五邪❷：邪入於陽。則爲狂。邪入於陰。則爲血痹❸。邪入於陽。轉則爲癲疾❹。邪入於陰。轉則爲瘖。陽入之於陰。病靜。陰出之於陽。病喜怒。五藏❺：心藏神。肺藏魄。肝藏魂。脾藏意。腎藏精❻志也。五主❼：心

【校勘】

❶五發：《素問·宣明五氣篇》作「五病所發」，於義較明。

❷五邪：《素問·宣明五氣篇》作「五邪所亂」，於義較明。

❸血：《素問·宣明五氣篇》無。

❹邪入于陽轉則爲癲疾：《太素》卷二十七《邪傳》「轉」作「摶」。形近而誤，當據改。下句「轉」字同改。《素問·宣明五氣篇》作「摶陽則爲巔疾」，可證。

❺五藏：《素問·宣明五氣篇》作「五藏所藏」，於義較明。

❻精：《素問·宣明五氣篇》無此字。

❼五主：《素問·宣明五氣篇》作「五藏所主」，於義較明。

主脉。肺主皮。肝主筋。脾主肌。腎主骨。陽明多血多氣。太陽多血少氣。少陽多氣少血。太陰多血少❶氣。厥❷陰多血少氣。少陰多氣少血。故曰刺陽明出血氣。刺太陽出血惡❸氣。刺少陽出氣惡血。刺太陰出血惡氣。刺厥陰出血惡氣。刺少陰出氣惡血也。足陽明太陰爲表裏。少陽厥陰爲表裏。太陽少陰爲表裏。是謂足之陰陽也。手陽明太陰爲表裏。少陽心主爲

【校勘】

❶少：《太素》卷十九《知形志所宜》無。

❷厥：本書《五音五味》作「少」。

❸惡：《太素》卷十九《知形志所宜》無。

表裏。太陽少陰爲表裏。是謂手之陰陽也。

篇音同　鍉鍼音低　巾鍼一本作布鍼　五走五湊　五裁素問作五禁

○歲露論第七十九

黃帝問於岐伯曰。經言夏日傷暑。①秋病瘧。瘧之發以時。其故何也。岐伯對曰。邪客於風府。②病循膂而下。衛氣一日一夜。常大會於風府。其明日日下一節。故其日作晏。此其先客於

【校勘】

❶秋：《素問·瘧論》「秋」下有「必」字，與《素問·生氣通天論》《素問·陰陽應象大論》「夏傷於暑，秋必痎瘧」文例合。

❷病：《素問·瘧論》、《甲乙經》卷七《陰陽相移發三瘧》無，疑衍。

脊背也。故每至於風府則腠理開，腠理開則邪氣入，邪氣入則病作，此所以日作尚晏也。衛氣之行風府，日下一節，二十一日下至尾底，二十二日入脊内，注於伏衝①之脉，其行②九日出於缺盆之中，其氣上行③，故其病稍益至④。其内搏⑤於五藏，橫連募原，其道遠，其氣深，其行遲，不能日作，故次日乃稸積而作焉。黃帝曰：衛氣每至於風府，腠理乃發，發則邪入焉。

【校勘】

①伏衝：《素問·瘧論》作「伏膂」，《甲乙經》卷七《陰陽相移發三瘧》作「太衝」。《靈樞識》丹波元簡云：「太衝、伏衝、伏膂，皆一脉耳。」

②其行：《素問·瘧論》、《甲乙經》卷七《陰陽相移發三瘧》作「其氣上行」。

③上行：《素問·瘧論》、《甲乙經》卷七《陰陽相移發三瘧》、《太素》卷二十五《瘧解》作「日高」，似是。

④至：《素問·瘧論》、《甲乙經》卷七《陰陽相移發三瘧》、《太素》卷二十五《瘧解》作「早」。爲是，當據改。

⑤搏：統本、明本、藏本作「搏」。

其衛氣日下一①節。則不當風府。奈何。岐伯曰。風府無②常。衛氣之所應。必開其腠理。氣之所舍③節。則其府也。黃帝曰。善。夫風之與瘧也。相④與同類。而⑤風常在。而瘧特以時⑥休。何也。岐伯曰。風⑦氣留其處。瘧氣隨經絡。沉以內⑧搏。故衛氣應。乃作也。帝曰。善。黃帝問於少師曰。余聞四時八風之中人也。故有寒暑。寒則皮膚急而腠理閉。暑則皮膚緩。而腠理開。賊風邪氣

【校勘】

❶節：《素問·瘧論》「節」下有「其氣之發也」五字。

❷風府無常：《素問·瘧論》作「風無常府」。義勝。

❸氣之所舍節：《太素》卷二十五《瘧解》無「節」字，疑衍。又，《素問·瘧論》作「邪氣之所合」。

❹與：《素問·瘧論》作「似」。

❺風：《素問·瘧論》「風」上有「獨」字。

❻而瘧特以時休：《太素》卷二十五《瘧解》作「而瘧得有休者」，《素問·瘧論》作「瘧得有時而休者」。

❼氣：《甲乙經》卷七《陰陽相移發三瘧》「氣」下有「常」字。

❽搏：胡本、熊本作「搏」。

因得以入乎。將必須八正虛邪。乃能傷人乎。少師答曰。不然。賊風邪氣之中人也。不得以時。然必因其開也。其入深。其內極病。其病人也卒暴。因其閉也。其入淺以留。其病也徐以遲。黃帝曰。有寒溫和適。腠理不開。然有卒病者。其故何也。少師答曰。帝弗知邪入乎。❶雖平居。其腠理開閉緩急。❷其故常有時也。黃帝曰。可得聞乎。少師曰。人與天地相參也。與日月

【校勘】

❶雖：《甲乙經》卷六《八正八虛八風大論》「雖」上有「人」字。義勝。

❷故：《太素》卷二十八《三虛三實》、《甲乙經》卷六《八正八虛八風大論》作「固」。義勝。

相應也。故月滿則海水西盛。人血氣積。肌肉充。皮膚緻。毛髮堅。腠理郄。煙垢著。當是之時。雖遇賊風。其入淺不深。至其月郭空。則海水東盛。人氣血虛。其衛氣去。形獨居。肌肉減。皮膚縱。腠理開。毛髮殘。膲理薄。煙垢落。當是之時。遇賊風則其入深。其病人也卒暴。黄帝曰。其有卒然暴死暴病者。何也。少師荅曰。三❶虛者。其死暴疾也。得三實者。邪不能傷人也。黄

【校勘】

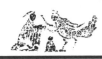

❶ 三：《太素》卷二十八《三虛三實》、《甲乙經》卷六《八正八虛八風大論》「三」上有「得」字。當據補。

帝曰。願聞三虛。少師曰。乘年之衰。逢月之空。失時之和。因爲賊風所傷。是謂三虛。故論不知三虛。工反爲麤。帝曰。願聞三實。少師曰。逢年之盛。遇月之滿。得時之和。雖有賊風邪氣不能危之也。黄帝❶曰。善乎哉論。明乎哉道。請藏之金匱。命曰三實❷。然此一夫之論也。黄帝曰。願聞歲之所以皆同病者。何因而然。少師曰。此八正之候也。黄帝曰。候之奈何。少師曰

【校勘】

❶黄帝：馬注本、張注本「黄帝」上有「命曰三實」四字，與上文「三虛」文例及黄帝問語相合，當從下文「藏之金匱」之後移此。義勝。

❷命曰三實：據馬注本、張注本當移「黄帝」之上。義勝。

候此者。常以冬至之日。太一立於叶蟄之宮。其至也。天必應之以風雨者矣❶。風雨從南方來者。爲虛風。賊傷人者也。其以夜半至也❷。萬民皆臥而弗犯也。故其歲民小❸病。其以晝至者。萬民懈惰而皆中於虛風。故萬民多病。虛邪入客於骨而不發於外。至其立春。陽氣大發。腠理開。因立春之日。風從西方來。萬民又皆中於虛風。此兩邪相搏❹。經氣結❺代者矣。故

【校勘】

❶太一立於……風雨者矣：《甲乙經》卷六《八正八虛八風大論》無此二十字。

❷夜半至也：《太素》卷二十八《八正風候》、《甲乙經》卷六《八正八虛八風大論》「也」作「者」。又，《太素》卷二十八《八正風候》無「半」字。

❸小：《太素》卷二十八《八正風候》、《甲乙經》卷六《八正八虛八風大論》作「少」。爲是。

❹搏：《甲乙經》卷六《八正八虛八風大論》作「摶」。形近而誤，當據改。

❺結：《太素》卷二十八《八正風候》作「絶」。

諸逢其風而遇其雨者。命曰遇歲露焉。因歲之和。而少賊風者。民少病而少死。歲多賊風邪氣。寒溫不和。則民多病❶而死矣。黃帝曰。虛邪之風。其所傷貴賤何如。候之奈何。少師荅曰。正月朔日。太一居天留之宮。其日西北風。不雨。人多死矣。正月朔日。平旦北風。春。民多死。正月朔日。平旦北風❷行。民病多❸者十有三也。正月朔日。日中北風。夏。民多死。正月朔日

【校勘】

❶而：《太素》卷二十八《八正風候》「而」下有「多」字。爲是，當據補，以與上文「少病少死」爲對。

❷北風：《甲乙經》卷六《八正八虛八風大論》作「西北風」。義勝。

❸多：《太素》卷二十八《八正風候》作「死」，似是。

夕時北風秋民多死終日北風大病死者十有六正月朔日風從南方來命曰旱鄉從西方來命曰白骨將國有殃人多死亡①正月朔日風從東方來發屋揚沙石國有大災也正月朔日風從東南方行春有死亡正月②朔天③利溫不風糴賤民不病天寒而風糴貴民多病此所謂候歲之風䘺④傷人者也二月丑不風民多心腹病三月戌不溫民多寒熱四月

【校勘】

① 命曰……多死亡：《太素》卷二十八《八正風候》作「命曰白骨將將，國有殃，人多死亡」。按：《太素》似是。司馬相如《長門賦》：「時仿佛以物類兮，象積石之將將」。「將將」，聚集貌。於義較明。

② 朔：《太素》卷二十八《八正風候》「朔」下有「日」字，爲是，當據補。

③ 利：《太素》卷二十八《八正風候》作「和」，爲是，當據改。

④ 䘺：《太素》卷二十八《八正風候》作「賊」。《内經難字音義》：「字書無䘺，當與『殘』通。」按：《說文》：「殘，賊也。」䘺、殘、賊義通。

巳不暑。民多瘅病。十月申不寒。民多暴死。諸所謂風者。皆發屋。折樹木。揚沙石。起毫毛。發腠理者也。

理郄乞逆切

○大惑論第八十

黄帝問於岐伯曰。余嘗上於清冷之臺。中階而顧。匍匐而前。則惑。余私異之。竊內怪之。獨瞑獨視。安心定氣。久而不解。獨博❶獨眩。披髮長跪。俛而視之。後久之不已也。卒然自❷上。何

【校勘】

❶博：《太素》卷二十七《七邪》作「轉」，與下文「目眩以轉」合。

❷上：《太素》卷二十七《七邪》、《甲乙經》卷十二《足太陽陽明手少陽脉動發目病》作「止」。爲是，當據改。

氣使然。岐伯對曰。五藏六府之精氣。皆上注於目而爲之精。精❶之窠爲眼。骨之精爲瞳子。筋之精爲黑眼。血之精爲絡。其窠❷氣之精爲白眼。肌肉之精爲約束。裹擷筋骨血氣之精而與脉并爲系。上屬於腦。後出於項中。故邪中於項。因逢其身之虚。其入深。則隨眼系以入於腦。入於腦則腦轉。腦轉則引目系急。目系急則目眩以轉矣。邪其精❸。其精所中。不相

【校勘】

❶精：《千金要方》卷六《目病》、《普濟方》卷七十一《眼目門總論》作「睛」。義勝。

❷其窠：《甲乙經》卷十二《足太陽陽明手少陽脉動發目病》無此二字。疑衍。

❸邪其精：《千金要方》卷六《目病》作「邪中睛」。《太素》卷二十七《七邪》、《甲乙經》卷十二《足太陽陽明手少陽脉動發目病》「邪」下有「中」字。

比也則精散精散則視歧。視歧見兩物。目者。五藏六府之精也。營衛魂魄之所常營也。神氣之所生也。故神勞則魂魄散。志意亂。是故瞳子黑眼法於陰。白眼赤脉法於陽也。故陰陽合①傳而精明也。目者。心②使也。心者。神之舍也。故③神精亂而不④轉。卒然見非常處。精神魂魄散不相得。故曰惑也。黃帝曰。余疑其然。余每之東苑。未曾不惑。去之則復。余唯獨爲東

【校勘】

❶傳：《甲乙經》卷十二《足太陽陽明手少陽脉動發目病》作「揣」。《集韻》：音團，與敦同。聚貌。《馬融・長笛賦》：「『冬雪揣封乎其枝』，《註》揣與團古通」。「揣」「摶」「團」，音義通。

❷心：《太素》卷二十七《七邪》、《甲乙經》卷十二《足太陽陽明手少陽脉動發目病》「心」下有「之」字。

❸神：《太素》卷二十七《七邪》「神」下有「分」字。當據補。

❹轉：《甲乙經》卷十二《足太陽陽明手少陽脉動發目病》作「揣」（詳見前）。

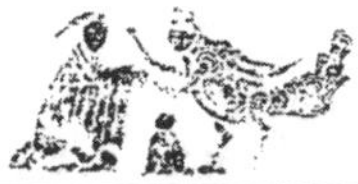

苑勞神乎。何其異也。歧伯曰。不然也。心有所喜。神有所惡。卒然相惑[1]。則精氣亂。視誤。故惑。神移乃復。是故間者爲迷。甚者爲惑。黃帝曰。人之善忘者。何氣使然。歧伯曰。上氣不足。下氣有餘。腸胃實而心肺虛。虛則營衛留於下。久之不以時上。故善忘也。黃帝曰。人之善饑而不嗜食者。何氣使然。歧伯曰。精氣并於脾。熱氣留於胃。胃熱則消穀。穀消故善饑。胃氣

【校勘】

[1] 惑：《太素》卷二十七《七邪》、《千金要方》卷六《目病》作「感」。形近而誤，當據改。

逆上則胃脘寒❶。故不嗜食也。黃帝曰。病而不得臥❷者。何氣使然。岐伯曰。衛氣不得入於陰。常留於陽。留於陽則陽氣滿。陽氣滿則陽蹻盛。不得入於陰則陰氣虛。故目❸不瞑矣。黃帝曰。病目❹而不得視者。何氣使然。岐伯曰。衛氣留於陰。不得行於陽。留於陰則陰氣盛。陰氣盛則陰蹻滿。不得入於陽則陽氣虛。故目閉也。黃帝曰。人之多臥者。何氣使然。岐伯曰。此

【校勘】

❶寒：《甲乙經》卷十二《足太陽陽明手少陽脉動發目病》作「塞」。爲是。

❷不得臥：據本書《邪客》首節黃帝問語及本節岐伯答語，「不得臥」似當作「目不瞑」。

❸不：《太素》卷二十七《七邪》「不」下有「得」字。

❹病目：《甲乙經》卷十二《目不得眠不得視及多臥臥不安不得偃臥肉苛諸息有音及喘》作「目閉」。爲是，當據改。

人腸胃大而皮膚濕❶而分肉不解焉腸胃大則衛氣留久皮膚濕❶則分肉不解其行遲夫衛氣者晝日常行於陽夜行於陰故陽氣盡則臥陰氣盡則寤故腸胃大則衛氣行留久皮膚濕❶分肉不解則行遲留於陰也久其氣不清❷則欲瞑故多臥矣其腸胃小皮膚滑以緩分肉解利衛氣之留於陽也久故少瞑❸焉

黄帝曰其非常經也卒然多臥者何氣使然

【校勘】

❶皮膚濕：《太素》卷二十七《七邪》、《甲乙經》卷十二《目不得眠不得視及多臥臥不安不得偃臥肉苛諸息有音及喘》「濕」作「澀」。爲是，當據改。

❷清：《太素》卷二十七《七邪》、《甲乙經》卷十二《目不得眠不得視及多臥臥不安不得偃臥肉苛諸息有音及喘》作「精」。爲是，當據改。

❸少瞑：《太素》卷二十七《七邪》、《甲乙經》卷十二《目不得眠不得視及多臥臥不安不得偃臥肉苛諸息有音及喘》作「少臥」，與上文「多臥」爲對文。爲是，當據改。

岐伯曰。邪氣留於上焦。上焦閉而不通。已食若飲湯。衛氣留久於陰而不行。故卒然多臥焉。黃帝曰。善。治此諸邪。奈何。岐伯曰。先[1]其藏府。誅其小過。後調其氣。盛者寫之。虛者補之。必先明知其形志之苦樂。定乃取之。

裹擷奚結切神分方文切

○癰疽第八十一

黃帝曰。余聞腸胃受穀。上焦出氣。以溫分肉。

【校勘】

❶先：《甲乙經》卷十二《寒氣客於厭發音不能言》「先」下有「視」字。

而養骨節。通腠理。中焦出氣如露。上注谿谷。而滲孫脉。津液和調。變化而赤爲血。血和則孫脉先滿溢❶乃注於絡脉。皆❷盈。乃注於經脉。陰陽已張。因息乃行。行有經紀。周有道理。與天合同。不得休止。切而調之。從虛去實。瀉則不足。疾則氣減。留則先後。後虛去虛。補則有餘。血氣已調。形❸氣乃持。余已知血氣之平與不平。未知癰疽之所從生。成敗之時。死生之

【校勘】

❶溢：《甲乙經》卷十一《寒氣客於經絡之中發癰疽風成發厲浸淫》、《千金翼方》卷二十三《黃父相癰疽論》無。

❷皆：《甲乙經》卷十一《寒氣客於經絡之中發癰疽風成發厲浸淫》、《千金翼方》卷二十三《黃父相癰疽論》「皆」上有「經絡」二字。當據補。

❸形氣：《太素》卷二十六《癰疽》作「形神」，與上文「血氣」爲對文。爲是，當據改。

期有❶遠近，何以度之。可得聞乎。岐伯曰。經脈留❷行不止。與天同度。與、地合紀。故天宿失度。日月薄蝕。地經失紀。水道流溢。草萓❸不成。五穀不殖。徑路不通。民不往來。巷聚邑居。則別離異處。血氣猶然。請言其、故。夫血脈營衛。周流不休。上應星宿。下應經數。寒邪客於、經絡之中。則血泣。血泣則不通。不通則衛氣歸之。不得復反。故癰腫。寒氣化爲熱。熱、勝則腐肉。

【校勘】

❶有：《太素》卷二十六《癰疽》「有」上有「期」字。當據補。

❷留：《甲乙經》卷十一《寒氣客於經絡之中發癰疽風成發厲浸淫》作「流」。「留」，通「流」。《莊子·天地》「流動而生物」。

❸萓：《太素》卷二十六《癰疽》作「蘆」。按：楊上善注：「蘆（cu 粗），草名也，亦節枯也。」蕭延平按：「蘆，《靈樞》作『萓』。」《玉篇》：萓，本作宜，鹿葱也。《廣韻》：「蘆，草死也。」與楊注『節枯』之義同，較『萓』義爲長。又，本書《決氣》云：「地有草蓂，人有毫毛。」

肉腐則爲膿。膿不寫則爛筋，筋爛則傷骨，骨傷則髓消，不當骨空，不得泄寫，血①枯空虛，則筋骨肌肉不相榮，經脉敗漏，熏於五藏，藏傷故死矣。黄帝曰：願盡聞癰疽之形，與忌曰名。岐伯曰：癰發於嗌中，名曰猛疽，猛疽②不治，化爲膿，膿不寫，塞咽，半日死。其化爲膿者，寫則合豕膏，冷③食，三日而已。發於頸，名曰天疽④，其癰大以赤黑，不急治，則熱氣下入淵腋，前傷

【校勘】

①血：《太素》卷二十六《癰疽》作「煎」。

②猛疽不治：《甲乙經》卷十一《寒氣客於經絡之中發癰疽風成發厲浸淫》作「不急治」，義勝。

③瀉則合豕膏冷食：《太素》卷二十六《癰疽》作「瀉已已，則含豕膏，毋冷食」，《甲乙經》卷十一作「膿瀉已，則合豕膏，冷食」。劉衡如云：「蓋謂含豕膏於口中，無遽食下，令瘡口多得滋潤被覆，易於癒合，於義頗通，竊疑冷爲令字之誤，則與無食義同。」似是。

④天疽：元刻本作「夭疽」。形近而誤，當據改。

任脈。內薰肝肺。薰肝肺。十餘日而死矣。陽❶留大發。消腦留項。名曰腦爍。其色不❷樂。項痛而如刺以鍼。煩心者。死不可治。發於肩及臑。名曰疵癰。其狀赤黑。急治之。此令人汗出至足。不害五藏。癰發四五日。❸逞焫之。發於腋下赤堅者。名曰❹米疽。治之以砭石。欲細而長。踈砭之。塗已豕膏。六日已。勿裹之。其癰堅而不潰者。爲馬刀挾瘿。急治之。發於胷。名曰井疽。其

【校勘】

❶留：《太素》卷二十六《癰疽》、《甲乙經》卷十一《寒氣客於經絡之中發癰疽風成發厲浸淫》、《千金翼方》卷二十三《診癰疽發起處》、《醫心方》卷十五《色脉》作「氣」。爲是，當據改。

❷樂：《病源》卷三十二《疽候》作「榮」。義勝。

❸逞：《太素》卷二十六《癰疽》、《甲乙經》卷十一《寒氣客於經絡之中發癰疽風成發厲浸淫》作「逆」。《病源》卷三十二《疽候》作「燉」。

❹米：《千金翼方》卷二十三《診癰疽發起處》作「朱」，與「赤」義合。義勝。

狀如大豆。三四日起。不早治。下入腹。不治。七日死矣。發於膺。名曰甘疽。色青。其狀如穀實菰𧏖。常苦寒熱。急治之。去其寒熱。十歲死❶。死後出膿。發於脅。名曰敗疵。敗疵者。女子之病也。灸❷之。其病大癰膿。治之❸。其中乃有生肉。大如赤小豆。剉❹陵翹草根各一升。以水一斗六升煑之。竭爲取三升。則強飲厚衣。坐於釜上。令汗出至足已。發於股脛。名曰股脛疽❺。其狀

【校勘】

❶十歲死：《病源》卷三十二《疽候》「十」上有「不治」二字，當據補。又，「歲」，疑爲「日」之誤，當據改。

❷灸：《千金翼方》卷二十三《診癰疽發起處》作「久」。義勝。又，灸通久。《儀禮·士喪禮》：冪用疏布久之。《注》：久讀爲灸。

❸治之：此二字於「其病大癰膿」之後，於義未協，《甲乙經》卷十一《寒氣客於經絡之中發癰疽風成發厲浸淫》在「剉陵翹」之上。義勝，當移此。

❹剉：《甲乙經》卷十一「剉」上有「不治」二字。當據補。

❺股脛疽：《太素》卷二十六《癰疽》作「脱疽」。

不甚變而癰膿搏骨①不急治三十日②死矣發於尻名曰銳③疽其狀赤堅大急治之不治三十日②死矣發於股陰名曰赤施不急治六十日④死在兩股之內不治⑤十日⑥而當死發於膝名曰疵癰⑦其狀大癰色不變寒熱如堅石⑧勿石石之者死須其柔乃石之者生諸癰疽之發於節而相應者不可治也發於陽者百日死發於陰者三十日②死發於脛名曰兔齧其

【校勘】

① 搏骨：《病源》卷三十二《疽候》「搏骨」作「附骨」。

② 三十日死：諸本作「四十日死」。

③ 銳：《太素》卷二十六《癰疽》作「兑」。按：「銳」「兑」義通。

④ 六十日死：《太素》卷二十六《癰疽》作「六日死」。

⑤ 不治：《外臺》卷二十四《癰疽方》作「不可治」。

⑥ 十日：《太素》卷二十六《癰疽》作「六日」。

⑦ 疵癰：與上文「發於肩及臑者」名重。《太素》卷二十六《癰疽》作「疵疽」，當據改。

⑧ 如堅石：《太素》卷二十六《癰疽》作「而堅」。爲是，當據改。

狀赤至骨。急治之。不治害人也。發於內踝。名曰走緩。其狀癰也。色不變。數❶石其輸。而止其寒熱。不死。發於足上下。名曰四淫。其狀大癰。❷急治之。百日死。發於足傍。名曰厲癰。其狀不大。初❸如小指。發。急治之。去其黑者。不消輒益。不治。百日死。發於足指。名脫❹癰。其狀赤黑。死不治。不赤黑。❺不死。不衰。急斬之。不則死矣。黃帝曰。夫子言癰疽。何以別之。歧伯曰。營❻衛稽

【校勘】

❶石：《病源》卷三十二《疽候》作「灸」。義勝。又，《素問·腹中論》「石之則狂」。石，即石針。

❷急：《太素》卷二十六《癰疽》「急」上有「不」字。當據補。

❸如：《甲乙經》卷十一作「從」。義勝。

❹名脫癰：《太素》卷二十六《癰疽》作「名曰脫疽」。義勝。

❺不：《太素》卷二十六《癰疽》「不」上有「治之」二字。義勝。

❻營衛：《甲乙經》卷十一作「營氣」。爲是，當據改。

留於經脉之中。則血泣而不行。不行則衛氣從之而不通。壅遏而不得行。故熱。大熱不止。熱勝則肉腐。肉腐則爲膿。然不能❶陷。骨髓不爲燋枯。五藏不爲傷。故命曰癰。黃帝曰：何謂疽。岐伯曰：熱氣淳盛。下陷肌膚。筋髓枯❷。內連五藏。血氣竭。當其癰下。筋骨良肉皆無餘。故命曰疽。疽者。上之皮夭以堅。上如牛領之皮。癰者。其皮上薄以澤。此其候也。

【校勘】

❶陷：《太素》卷二十六《癰疽》、《甲乙經》卷十一《寒氣客於經絡之中發癰疽風成發厲浸淫》「陷」上有「於骨髓」三字。當據補。

❷枯：《太素》卷二十六《癰疽》作「骨枯」。《甲乙經》卷十一《寒氣客於經絡之中發癰疽風成發厲浸淫》、《千金翼方》卷二十三《診癰疽發起處》、《外臺》卷二十四《癰疽方》作「骨肉」。

草萓魚饑切血泣音澁菰𤬖古括横字臑奴到切又音懦陵

翹力升切不則上府九切天音幺色不明也

黄帝素問靈樞經卷之十二終